U0253037

新编专科护理
理论与实践

薛根群 等 主编

江西科学技术出版社

江西·南昌

图书在版编目（CIP）数据

新编专科护理理论与实践 / 薛根群等主编 . –– 南昌：
江西科学技术出版社，2020.8（2024.1 重印）
ISBN 978-7-5390-7416-0

Ⅰ . ①新… Ⅱ . ①薛… Ⅲ . ①护理学 Ⅳ . ① R47

中国版本图书馆 CIP 数据核字 (2020) 第 121423 号

选题序号：ZK2020038

责任编辑：宋　涛

新编专科护理理论与实践
XINBIAN ZHUANKE HULI LILUN YU SHIJIAN

薛根群　等　主编

出版发行	江西科学技术出版社	
社　　址	南昌市蓼洲街 2 号附 1 号	
	邮编：330009　　电话：（0791）86623491　　　86639342（传真）	
经　　销	全国新华书店	
印　　刷	三河市华东印刷有限公司	
开　　本	880mm×1230mm　　1/16	
字　　数	309 千字	
印　　张	9.5	
版　　次	2020 年 8 月第 1 版　　2024年1月第1版第2次印刷	
书　　号	ISBN 978-7-5390-7416-0	
定　　价	88.00 元	

赣版权登字：–03-2020-273

编 委 会

主　编　薛根群　江维军　黎惠英　陈智华
　　　　　曹　璐　李晓博　吕　玲　马秀娟

副主编　陈　琳　王晶杰　蒋盼盼　张碧红　江文柳
　　　　　王　丹　付艳红　杨江红　宋　晶　黎小慧

编　委　（按姓氏笔画排序）

马秀娟　内蒙古科技大学包头医学院第二附属医院

王　丹　郑州大学第三附属医院

王晶杰　山西省中医院

付艳红　吉林省中医药科学院

吕　玲　河南中医药大学第一附属医院

江文柳　佛山市第一人民医院

江维军　广东医科大学附属医院

李晓博　郑州人民医院

杨江红　新疆医科大学第一附属医院

宋　晶　湖北中医药高等专科学校

张碧红　深圳市宝安区松岗人民医院

陈　琳　山西医科大学第一医院

陈智华　江西省中西医结合医院

曹　璐　唐山市妇幼保健院

蒋盼盼　新乡市中心医院

黎小慧　荆州市第一人民医院

黎惠英　东莞市人民医院

薛根群　南京中医药大学附属盐城市中医院

获取临床医生的在线小助手

开拓医生视野
提升医学素养

微信扫码

临床科研	介绍医学科研经验，提供专业理论。
医学前沿	生物医学前沿知识，指明发展方向。
临床资讯	整合临床医学资讯，展示医学动态。
临床笔记	记录读者学习感悟，助力职业成长。
医学交流圈	在线交流读书心得，精进提升自我。

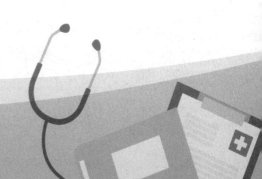

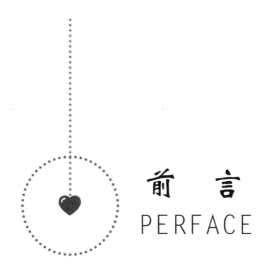

前 言
PERFACE

　　临床护理工作是医疗工作的重要组成部分，护理质量直接影响着患者的安全和生活质量。随着社会的进步，护理学科的飞速发展，临床护理服务要求也在不断提高，对护理学科的发展而言，也正是机遇与挑战并存的时期。为了适应护理学的发展与进步，满足广大临床护理人员的工作需求，我们特组织编写了此书。

　　本书主要从护理理论与实践出发，首先介绍了临床护理基础操作与技术、生命体征与监护、急诊护理技术等内容，而后依次介绍了神经内科与精神疾病的护理、心血管内科护理、呼吸内科疾病护理、消化性肝脏疾病的护理、神经外科疾病的护理、胃肠外科疾病的护理、肛肠外科疾病的护理等内容。

　　为进一步提高护理人员的护理水平，本书编委会人员在结合自身多年临床护理经验的基础上，参考借鉴诸多书籍资料，认真编写了此书。本书针对每个涉及的疾病都进行了详细的叙述，全书结构编排合理、文字简练、可操作性强，为临床护理工作提供了实践性很强的指导，同时也希望能为广大护理人员提供帮助。

　　本书在编写过程中，由于参编人员较多、编写风格不一且编写水平有限，书中难免存在疏漏之处，恳请广大读者不吝指正，以期再版时完善。

编　者

2020 年 8 月

目 录
CONTENTS

第一章 临床基础护理操作与技术 ……………………………… 1
　　第一节 铺床 ………………………………………………… 1
　　第二节 患者的体位变换 …………………………………… 6
　　第三节 清洁卫生护理 ……………………………………… 10

第二章 生命体征与监护 ………………………………………… 15
　　第一节 血压 ………………………………………………… 15
　　第二节 脉搏 ………………………………………………… 17
　　第三节 瞳孔 ………………………………………………… 19

第三章 急诊护理技术 …………………………………………… 21
　　第一节 心肺复苏术 ………………………………………… 21
　　第二节 心脏电复律术 ……………………………………… 32

第四章 神经内科与精神疾病的护理 …………………………… 37
　　第一节 神经系统疾病常见症状的护理 …………………… 37
　　第二节 周围神经疾病的护理 ……………………………… 43
　　第三节 急性脑血管疾病的护理 …………………………… 46

第五章 心血管内科护理 ………………………………………… 55
　　第一节 心包疾病的护理 …………………………………… 55
　　第二节 感染性心内膜炎的护理 …………………………… 65
　　第三节 心搏骤停与心脏性猝死的护理 …………………… 69

第六章 呼吸内科疾病护理 ……………………………………… 73
　　第一节 急性呼吸道感染的护理 …………………………… 73
　　第二节 肺炎的护理 ………………………………………… 75
　　第三节 支气管扩张症的护理 ……………………………… 80

第七章 消化性肝脏疾病的护理 ………………………………… 84
　　第一节 肝硬化的护理 ……………………………………… 84
　　第二节 消化性溃疡的护理 ………………………………… 91
　　第三节 原发性肝癌的护理 ………………………………… 96

第八章　神经外科疾病的护理 ·· 101
　　第一节　头皮损伤的护理 ·· 101
　　第二节　颅骨骨折的护理 ·· 107
第九章　胃肠外科疾病的护理 ·· 111
　　第一节　胃溃疡和十二指肠溃疡的护理 ································· 111
　　第二节　胃、十二指肠溃疡急性穿孔的护理 ························· 117
　　第三节　胃、十二指肠溃疡大出血的护理 ··························· 118
第十章　肛肠外科疾病的护理 ·· 121
　　第一节　肠造口治疗护理 ·· 121
　　第二节　肠外瘘的护理 ·· 135
　　第三节　肛肠病手术的护理 ··· 141
参考文献 ·· 146

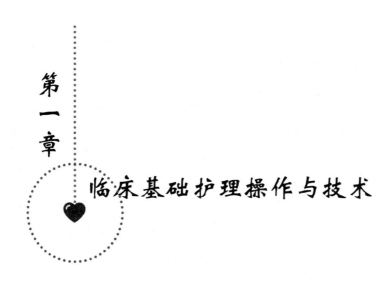

第一章 临床基础护理操作与技术

第一节 铺床

病床是病室的主要设备，是患者睡眠与休息的必须用具。患者，尤其是卧床患者与病床朝夕相伴，因此，床铺的清洁、平整和舒适，可使患者心情舒畅，增强治愈疾病的自信心，并可预防并发症的发生。

铺床总的要求为舒适、平整、安全、实用、节时、节力。常用的病床有：①钢丝床：有的可通过支起床头、床尾（二截或三截摇床）而调节体位；有的床脚下装有小轮，便于移动。②木板床：为骨科患者所用。③电动控制多功能床：患者可自己控制升降或改变体位。

病床及被服类规格要求是：①一般病床：高 60 cm，长 200 cm，宽 90 cm。②床垫：长宽与床规格同，厚 9 cm。以棕丝作垫芯为好，也可用橡胶泡沫，塑料泡沫作垫芯，垫面选帆布制作。③床褥：长宽同床垫，一般以棉花作褥芯，棉布作褥面。④棉胎：长 210 cm，宽 160 cm。⑤大单：长 250 cm，宽 180 cm。⑥被套：长 230 cm，宽 170 cm，尾端开口缝四对带。⑦枕芯：长 60 cm，宽 40 cm，内装木棉或高弹棉、锦纶丝棉，以棉布作枕面。⑧枕套：长 65 cm，宽 45 cm。⑨橡胶单：长 85 cm，宽 65 cm，两端各加白布 40 cm。⑩中单：长 85 cm，宽 170 cm。以上各类被服均以棉布制作。

一、备用床

（一）目的

铺备用床为准备接受新患者和保持病室整洁美观。

（二）用物准备

床、床垫、床褥、枕芯、棉胎或毛毯、大单、被套或衬单及罩单、枕套。

（三）操作方法

1. 被套法

（1）将上述物品置于护理车上，推至床前。

（2）移开床旁桌，距床 20 cm，并移开床旁椅置床尾正中，距床 15 cm。

（3）将用物按铺床操作的顺序放于椅上。

（4）翻床垫，自床尾翻向床头或反之，上缘紧靠床头。床褥铺于床垫上。

（5）铺大单，取折叠好的大单放于床褥上，使中线与床的中线对齐，并展开拉平，先铺床头后铺床尾。①铺床头：一手托起床头的床垫，一手伸过床的中线将大单塞于床垫下，将大单边缘向上提起呈等边三角形，下半三角平整塞于床垫下，再将上半三角翻下塞于床垫下。②铺床尾：至床尾拉紧大单，一手托起床垫，一手握住大单，同法铺好床角。③铺中段：沿床沿边拉紧大单中部边沿，然后双手掌心向上，将大单塞于床垫下。④至对侧：同法铺大单。

（6）套被套：①S形式套被套法（图1-1）：被套正面向外使被套中线与床中线对齐，平铺于床上，开口端的被套上层倒转向上约1/3。棉胎或毛毯竖向三折，再按S形横向三折。将折好的棉胎置于被套开口处，底边与被套开口边平齐。拉棉胎上边至被套封口处，并将竖折的棉胎两边展开与被套平齐（先近侧后对侧）。盖被上缘距床头15 cm，至床尾逐层拉平盖被，系好带子。边缘向内折叠与床沿平齐，尾端掖于床垫下。同上法将另一侧盖被理好。②卷筒式套被套法（图1-2）：被套正面向内平铺于床上，开口端向床尾，棉胎或毛毯平铺在被套上，上缘与被套封口边齐，将棉胎与被套上层一并由床尾卷至床头（也可由床头卷向床尾），自开口处翻转，拉平各层，系带，余同S形式。

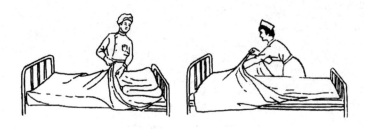

图1-1　S形套被法

（7）套枕套，于椅上套枕套，使四角充实，系带子，平放于床头，开口背门。

（8）移回桌椅，检查床单，保持整洁。

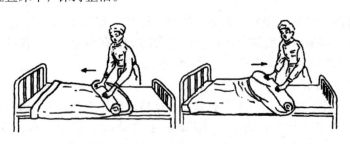

图1-2　卷筒式盖被套法

2. 被单法

（1）移开床旁桌、椅，翻转床垫，铺大单，同被套法。

（2）将反折的大单（衬单）铺于床上，上端反折10 cm，与床头齐，床尾按铺大单法铺好床尾。

（3）棉胎或毛毯平铺于衬单上，上端距床头15 cm，将床头衬单反折于棉胎或毛毯上，床尾同大单铺法。

（4）铺罩单，正面向上对准床中线，上端与床头齐，床尾处则折成斜45°，沿床边垂下。转至对侧，先后将衬单、棉胎及罩单同上法铺好。

（5）余同被套法。

（四）注意事项

（1）铺床前先了解病室情况，若患者进餐或做无菌治疗时暂不铺床。

（2）铺床前要检查床各部分有无损坏，若有则修理后再用。

（3）操作中要使身体靠近床边，上身保持直立，两腿前后分开稍屈膝以扩大支持面增加身体稳定性，既省力又能适应不同方向的操作。同时手和臂的动作要协调配合，尽量用连续动作，以节省体力消耗，并缩短铺床时间。

（4）铺床后应整理床单及周围环境，以保持病室整齐。

二、暂空床

（一）目的

铺暂空床供新入院的患者或暂离床活动的患者使用，保持病室整洁美观。

（二）用物准备

同备用床，必要时备橡胶中单、中单。

（三）操作方法

（1）将备用床的盖被四折叠于床尾。若被单式，在床头将罩单向下包过棉胎上端，再翻上衬单做25 cm的反折，包在棉胎及罩单外面。然后将罩单、棉胎、衬单一并四折，叠于床尾。

（2）根据病情需要铺橡胶中单、中单。中单上缘距床头50 cm，中线与床中线对齐，床沿的下垂部分一并塞床垫下。对侧同上法铺好。

三、麻醉床

（一）目的

（1）铺麻醉床便于接受和护理手术后患者。

（2）使患者安全、舒适和预防并发症。

（3）防止被褥被污染，并便于更换。

（二）用物准备

1. 被服类

同备用床，另加橡胶中单、中单二条，弯盘、纱布数块、血压计、听诊器、护理记录单、笔。根据手术情况备麻醉护理盘或急救车上备麻醉护理用物。

2. 麻醉护理盘用物

治疗巾内置张口器、压舌板、舌钳、牙垫、通气导管、治疗碗、镊子、输氧导管、吸痰导管、纱布数块。治疗巾外放电筒、胶布等。必要时备输液架、吸痰器、氧气筒、胃肠减压器等。天冷时无空调设备应备热水袋及布套各2只、毯子。

（三）操作方法

（1）拆去原有枕套、被套、大单等。

（2）按使用顺序备齐用物至床边，放于床尾。

（3）移开床旁桌椅等同备用床。

（4）同暂空床铺好一侧大单、中段橡胶中单、中单及上段橡胶中单、中单，上段中单与床头齐。转至对侧，按上法铺大单、橡胶中单、中单。

（5）铺盖被：①被套式：盖被头端两侧同备用床，尾端系带后向内或向上折叠与床尾齐，将向门口一侧的盖被三折叠于对侧床边。②被单式：头端铺法同暂空床，下端向上反折和床尾齐，两侧边缘向上反折同床沿齐，然后将盖被折叠于一侧床边。

（6）套枕套后将枕头横立于床头，以防患者躁动时头部碰撞床栏而受伤（图1-3）。

（7）移回床旁桌，椅子放于接受患者对侧床尾。

（8）麻醉护理盘置于床旁桌上，其他用物放于妥善处。

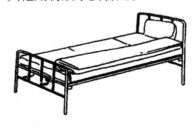

图1-3　麻醉床

（四）注意事项

（1）铺麻醉床时，必须更换各类清洁被服。

（2）床头一块橡胶中单、中单可根据病情和手术部位需要铺于床头或床尾。若下肢手术者将单铺于床尾，头胸部手术者铺于床头。全麻手术者为防止呕吐物污染床单则铺于床头。而一般手术者，可只铺床中部中单即可。

（3）患者的盖被根据医院条件增减。冬季必要时可置热水袋两只加布套，分别放于床中部及床尾的盖被内。

（4）输液架、胃肠减压器等物放于妥善处。

四、卧有患者床

（一）扫床法

1. 目的

（1）使病床平整无皱褶，患者睡卧舒适，保持病室整洁美观。

（2）随扫床操作协助患者变换卧位，又可预防褥疮及坠积性肺炎。

2. 用物准备

护理车上置浸有消毒液的半湿扫床巾的盆，扫床巾每床一块。

3. 操作方法

（1）备齐用物，推护理车至患者床旁，向患者解释，以取得合作。

（2）移开床旁桌椅，半卧位患者，若病情许可，暂将床头、床尾支架放平，以便操作。若床垫已下滑，需上移与床头齐。

（3）松开床尾盖被，助患者翻身侧卧背向护士，枕头随患者翻身移向对侧。松开近侧各层被单，取扫床巾分别扫净中单、橡胶中单后搭在患者身上。然后自床头至床尾扫净大单上碎屑，注意枕下及患者身下部分各层应彻底扫净，最后将各单逐层拉平铺好。

（4）助患者翻身侧卧于扫净一侧，枕头也随之移向近侧。转至对侧，以上法逐层扫净拉平铺好。

（5）助患者平卧，整理盖被，将棉胎与被套拉平，披成被筒，为患者盖好。

（6）取出枕头，揉松，放于患者头下，支起床上支架。

（7）移回床旁桌椅，整理床单位，保持病室整洁美观，向患者致谢意。

（8）清理用物，归回原处。

（二）更换床单法

1. 目的

（1）使病床平整无皱褶，患者睡卧舒适，保持病室整洁美观。

（2）随扫床操作协助患者变换卧位，又可预防褥疮及坠积性肺炎。

2. 用物准备

清洁的大单、中单、被套、枕套，需要时备患者衣裤。护理车上置浸有消毒液的半湿扫床巾的盆，扫床巾每床一块。

3. 操作方法

（1）适用于卧床不起，病情允许翻身者（图1-4）。①备齐用物推护理车至患者床旁，向患者解释，以取得合作。移开床旁桌椅，半卧位患者，若病情许可，暂将床头、床尾支架放平，以便操作。若床垫已下滑，需上移与床头齐。清洁的被服按更换顺序放于床尾椅上。②松开床尾盖被，助患者侧卧，背向护士，枕头随之移向对侧。③松开近侧各单，将中单卷入患者身下，用扫床巾扫净橡胶中单上的碎屑，搭在患者身上再将大单卷入患者身下，扫净床上碎屑。④取清洁大单，使中线与床中线对齐。将对侧半幅卷紧塞于患者身近侧，半幅自床头、床尾、中部先后展平拉紧铺好，放下橡胶中单，铺上中单（另一半卷紧塞于患者身下），两层一并塞入床垫下铺平。移枕头并助患者翻身面向护士。转至对侧，松开各单，将中单卷至床尾大单上，扫净橡胶中单上的碎屑后搭于患者身上，然后将污大单从床头卷至床尾与污中单一并丢入护理车污衣袋或护理车下层。⑤扫净床上碎屑，依次将清洁大单、橡胶中单、中单逐层拉平，同上法铺好。助患者平卧。⑥解开污被套尾端带子，取出棉胎盖在污被套上，并展平。将清洁被套铺于棉胎上（反面在外），两手伸入清洁被套内，抓住棉胎上端两角，翻转清洁被套，整理床头棉被，一手抓棉被下端，一手将清洁被套往下拉平，同时顺手将污棉套撤出放入护理车污衣袋或护理车下层。棉被上端可压在枕下或请患者抓住，然后至床尾逐层拉平后系好带子，掖成被筒为患者盖好。⑦一手托起头颈部，一手迅速取出枕头，更换枕套，助患者枕好枕头。⑧清理用物，归回原处。

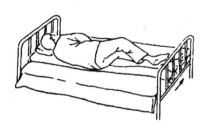

图1-4 卧有允许翻身患者床换单法

（2）适用于病情不允许翻身的侧卧患者（图1-5）。①备齐用物推护理车至患者床旁，向患者解释，以取得合作。移开床旁桌椅，半卧位患者，若病情许可，暂将床头、床尾支架放平，以便操作。若床垫已下滑，需上移与床头齐。清洁的被服按更换顺序放于床尾椅上。②2人操作。一人一手托起患者头颈部，另一人一手迅速取出枕头，放于床尾椅上。松开床尾盖被、大单、中单及橡胶中单。从床头将大单横卷成筒式至肩部。③将清洁大单横卷成筒式铺于床头，大单中线与床中线对齐，铺好床头大单。一人抬起患者上半身（骨科患者可利用牵引架上拉手，自己抬起身躯），将污大单、橡胶中单、中单一起从床头卷至患者臀下，同时另一人将清洁大单也随着污单拉至臀部。④放下上半身，一人托起臀部，一人迅速撤出污单，同时将清洁大单拉至床尾，橡胶中单放在床尾椅背上，污单丢入护理车污衣袋或护理车下层，展平大单铺好。⑤一人套枕套为患者枕好。一人备橡胶中单、中单，并先铺好一侧，余半幅塞患者身下至对侧，另一人展平铺好。⑥更换被套、枕套同方法一，两人合作更换。

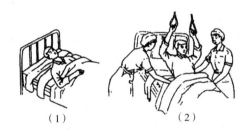

（1）　　　　　　　（2）

图1-5 卧有不允许翻身患者床换单法

（3）盖被为被单式更换衬单和罩单的方法：①将床头污衬单反折部分翻至被下，取下污罩单丢入污衣袋或护理车下层。②铺大单（衬单）于棉胎上，反面向上，上端反折10 cm，与床头齐。③将棉胎在衬单下由床尾退出，铺于衬单上，上端距床头15 cm。④铺罩单，正面向上，对准中线，上端和床头齐。⑤在床头将罩单向下包过棉胎上端，再翻上衬单做25 cm的反折，包在棉胎和罩单的外面。⑥盖被上缘压于枕下或请患者抓住，在床尾撤出衬单，并逐层拉平铺好床尾，注意松紧，以防压迫足趾。

4. 注意事项

（1）更换床单或扫床前，应先评估患者及病室环境是否适宜操作，需要时应关闭门窗。

（2）更换床单时注意保暖，动作敏捷，勿过多翻动和暴露患者，以免患者过劳和受凉。

（3）操作时要随时注意观察病情。

（4）患者若有输液管或引流管，更换床单时可从无管一侧开始，操作较为方便。

（5）撤下的污单切勿丢在地上或他人床上。

第二节　患者的体位变换

卧位就是患者卧床的姿势。临床上常根据患者的病情与治疗的需要为之调整相应的卧位，对减轻症状、治疗疾病、预防并发症，均能起到一定的作用。如妇科检查可采取截石位，灌肠时可采取侧卧位，呼吸困难时可采取半坐卧位等，护士应根据患者的病情需要，协助和指导患者采取正确卧位。正确卧位应符合人体生理解剖功能，如关节应维持轻度的弯曲，不过度伸张等，可使患者舒适、安静。

一、卧位的性质

（一）主动卧位
患者身体活动自如，体位可随意变动，称主动卧位。

（二）被动卧位
患者自身无变换体位能力，躺在被安置的体位，称被动卧位，如极度衰弱或意识丧失的患者。

（三）被迫卧位
患者意识存在，也有变换体位的能力，由于疾病的影响被迫采取的卧位，称为被迫卧位，如支气管哮喘发作时，由于呼吸困难而采取端坐卧位。

二、患者的各种体位

临床上为患者安置各种不同的体位是便于检查、治疗和护理。

（一）站立位
当患者站立时，重心高，支撑面小身体稳定性差。故要求头部不可太向前，下颌收进不可上翘，胸部挺起，下腹部内收而平坦，脊柱保持其正常曲线。即颈椎前凸，胸椎后凸，腰椎前凸，骶椎后凸，而不宜加大或减少这些凸度，可适当地将两脚前后或左右分开，扩大支撑面，增加稳定度。

（二）仰卧位
仰卧位患者重心低，支撑面大，为稳定卧位。病床以板床加厚垫为宜，因仰卧位时，能保持腰椎生理前凸，侧位时不使之侧弯，故脊柱受的压力最小。软床垫虽能使身体表面的皮肤肌肉受力均匀，但因仰卧时，腰椎后凸增加，易使腰部劳损。采用仰卧位时应注意如下几点：①患者的头部不可垫得过高，在垫起头部时，要使肩部同时也垫起，以免发生头向前倾，胸部凹陷的不良姿势，大腿要加以支撑，避免外翻。②可在股骨大转子、大腿侧面以软枕支撑，小腿轻微弯曲，可在窝的上方垫一小枕，不宜直接垫于窝内以免影响血液循环、损伤神经。③仰卧位时，患者的脚会轻微地向足底弯曲，长期受压可形成足下垂，可使用脚踏板，帮助患者维持足底向背侧弯曲，并解除了盖被的压力，同时鼓励患者做踝关节运动。④昏迷或全身麻醉的清醒患者，要采用去枕仰卧位应将患者头转向一侧，以免呕吐物吸入呼吸道。⑤脊髓麻醉或脊髓腔穿刺的患者，采用此卧位是预防颅内压增高而致头痛。⑥休克采用仰卧中凹卧位，即抬高头部 $10° \sim 20°$，下肢抬高 $20° \sim 30°$，以利于增加肺活量，促进下肢静脉血液回流，保证重要器官的血液供应。

1. 去枕仰卧位

（1）适应证：①昏迷或全身麻醉未清醒患者。采用此卧位可以防止呕吐物流入气管而引起窒息及肺部并发症。②施行脊椎麻醉或脊髓腔穿刺后的患者，采用此卧位 $4 \sim 8\,h$，可避免因术后脑压降低而引起的头痛及脑疝形成。

（2）要求：去枕仰卧，头偏向一侧，两臂放在身体两侧，两腿自然放平。需要时将枕头横立置于床头（图1-6）。

2. 休克卧位

（1）适应证：休克患者。抬高下肢有利于静脉血回流，抬高头胸部有利于呼吸。

（2）要求：患者仰卧，抬高下肢 20° ~ 30°，或抬高头胸部及下肢各 20° ~ 30°（图1-7）。

3. 屈膝仰卧位

（1）适应证：①胸腹部检查。放松腹肌，便于检查。②妇科检查或行导尿术。

（2）要求：患者仰卧，头下放枕，两臂放于身体两侧，两腿屈曲或稍向外分开（图1-8）。

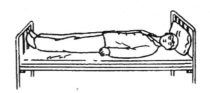

图1-6 去枕仰卧位

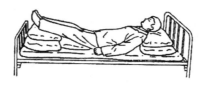

图1-7 休克卧位

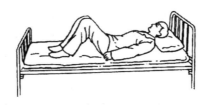

图1-8 屈膝仰卧位

（三）侧卧位

1. 适应证

侧卧位常用于变换受压部位，或做肛门检查。

（1）灌肠、肛门检查、臀部肌内注射、配合胃镜检查等。

（2）侧卧位与仰卧位交替，以减轻尾骶部压力，便于擦洗和按摩受压部位，以预防褥疮等。

（3）对一侧肺部病变的患者，视病情而定患侧卧位或健侧卧位。患侧卧位可阻止患侧肺部的活动度，有利于止血和减轻疼痛。健侧卧位，可改善换气，对咳痰和引流有利。

2. 要求

患者侧卧，头下放枕，臀部后移靠近床沿。两臂屈肘，分别放在前胸与枕旁。两腿屈髋屈膝，下面髋关节屈度较上面为小。头部垫高与躯干成一直线，并防止脊柱扭曲，上面的手臂用枕垫起，勿使其牵拉肩胛带或妨碍呼吸，上面的腿以枕垫起防止髋内收。这种卧位较仰卧位支撑面扩大，使患者感到舒适安全，对昏迷瘫痪的患者，背部应置一枕，以支撑背部。

（四）半坐卧位

半坐卧位也可称半坐位或半卧位。

1. 适应证

（1）常用于心肺疾病所引起的呼吸困难，这种卧位，因重力作用，使膈肌下降，扩大胸腔容积，可减轻对心肺的压力。

（2）对于腹部手术后有炎症的患者，可使渗出物流入盆腔，使感染局限化，同时可以防止感染向上蔓延而引起膈下脓肿，也可减轻腹部切口缝合处的张力，避免疼痛，有利于伤口愈合。

（3）面部或颈部手术后，此卧位可减少局部出血。

（4）恢复期体质虚弱患者，采用半坐卧位可使患者有一个逐渐适应站立起来的过程。

2. 要求

将患者抬高30°～60°的斜坡位，扶患者坐起，使两腿自然弯曲，上肩垫软枕。抬高床头后，患者卧于倾斜的床面上，这时上身的重力在平行于斜面的方向有一个分力，使患者沿斜面下滑，因此需将患者由双膝所产生的力来抵抗下滑力。根据平行四边形法则，这种姿势便于形成一近乎垂直向下的合力。这样下滑力较小，比较稳定，患者感到舒适省力。

（五）坐位

坐位又名端坐位。

1. 适应证

适用于心力衰竭、心包积液、支气管哮喘发作，以及急性左心衰患者。

2. 要求

扶起患者坐起，床上放一跨床桌，上放软枕，患者可伏桌休息。若用床头支架或靠背架，将床头抬高，患者背部也能向后依靠，适用于心力衰竭、心包积液、支气管哮喘发作患者。当用于急性左心衰患者时，患者两腿向一侧床沿下垂，由于重力作用，使重返心脏的回流血量有所减少，出现呼吸困难时患者身体靠于床上小桌，用枕头支撑，借助压迫胸壁而呼吸。

（六）俯卧住

1. 适应证

（1）腰背部检查或配合胰、胆管造影检查时。

（2）脊椎手术后或腰背、臀部有伤口，不能平卧或侧卧的患者。

（3）胃肠胀气引起腹痛的患者。

2. 要求

患者腹部着床，头及肩下垫一小枕，枕头不宜过高，以免患者头部过度伸张，头偏向一侧，两臂弯曲，放于头旁，腹下以枕头支撑，维持腰椎正常曲度及减除女患者乳房受压。小腿下垫枕，以抬高双足，使其不接触床，避免足下垂，并可维持膝关节的弯曲。俯卧位时，膝关节承受了大部分的压力，故宜在大腿或膝关节下垫一小软枕，以减轻压力。

（七）膝胸卧位

1. 适应证

常用于肛门、直肠、乙状结肠镜检查，以及矫正子宫后倾及胎位不正等。

2. 要求

患者跪卧，两小腿平放于床上，大腿与床面垂直，两腿稍分开，胸及膝着床，头转向一侧，临床上常用于肛门、直肠、乙状结肠镜检查。因为臀部抬起，腹部悬空，由于重力作用，使腹腔脏器前倾，故用在矫正子宫后倾及胎位不正等。采用这种卧位时，要注意患者的保暖及预防患者不安的心理。

（八）膀胱截石位

1. 适应证

此卧位常用于肛门、会阴与阴道手术检查和治疗时，也用于膀胱镜检查女性患者导尿及接生。

2. 要求

患者仰卧于检查台上，两腿分开，放于检查台支架上，支架应垫软垫，以防压伤腓总神经。女性导尿时，则髋与膝关节弯曲，腿外展，露出会阴与阴道，以便插入导尿管。这种卧位会使患者感到不安，在耐心解释疏导的同时，适当地遮盖患者，尽量减少暴露患者身体，并注意保暖。

（九）头低脚高位

1. 适应证

（1）肺部分泌物引流，使痰易于咳出。

（2）十二指肠引流术，有利于胆汁引流。

（3）跟骨牵引或胫骨结节牵引时，利用人体重力作为反牵引力，预防上下滑。

（4）产妇胎膜早破及下肢牵引，可防止脐带脱垂。

2. 要求

患者平卧，头偏向一侧，枕头横立于床头，以免碰伤头部，床尾垫高 15 ~ 30 cm。如做十二指肠引流者，可采用右侧头低脚高位。这种体位使患者感到不适，因此不可长期使用，颅内压高者禁用。

（十）头高脚低位

1. 适应证

（1）颈椎骨折时，利用人体重力做颅骨牵引的反牵引力。

（2）预防脑水肿，减轻颅内压。

（3）开颅手术后，也常用此卧位。

2. 要求

患者仰卧，床头用支撑物垫高 15 ~ 30 cm。

三、体位的变换

（一）翻身侧卧

患者体弱无力，不能自行变换卧位时，需要护士协助。

1. 目的

（1）协助不能起床的患者变换卧位，使患者感到舒适。

（2）减轻局部组织长期受压，预防褥疮。

（3）减少并发症，如坠积性肺炎。

（4）适应治疗和护理的需要。

2. 操作步骤

（1）一人扶助患者翻身法：①放平靠背架，取下枕头放于椅上。使患者仰卧，双手放于腹部，屈曲双膝。②护士先将患者下肢移向近侧床沿，再将患者肩部移向近侧床沿。③一手扶肩、一手扶膝。轻轻将患者推转对侧，使患者背向护士。然后按侧卧位法用枕头将患者的背部和肢体垫好。这一方法适用于体重较轻的患者。

（2）两人扶助患者翻身法：①患者仰卧，两手放于腹部，两腿屈曲。②护士两人站在床的同一侧。一人托住患者的颈肩部和腰部，另一人托住臀部和腘窝部，两人同时将患者抬起移近自己，然后分别扶托肩、背、腰、膝部位，轻推，使患者转向对侧。③按侧卧位法用枕头将患者的背部和肢体垫好，使患者舒适。

（二）移向床头法

1. 目的

协助已滑向床尾而不能自己移动的患者移向床头，使患者感到舒适。

2. 操作步骤

（1）一人扶助患者移向床头法：①放平靠背架。取下枕头放于椅上，使患者仰卧，屈曲双膝。②护士一手伸入患者腰下，另一手放在患者大腿后面，在抬起的同时，嘱患者双手握住床头栏杆，双脚蹬床面，协助患者移向床头。③放回枕头，根据病情再支起靠背架，使患者卧位舒适。

（2）两人扶助患者移向床头法：①护士两人站立床的两侧。②使患者仰卧屈膝，让患者双臂分别勾在两护士的肩部。③护士对称地托起患者的肩部和臀部，两人同时行动，协调地将患者抬起移向床头。也可以一人托住肩部及腰部，另一个人托住背及臀部，同时抬起患者移向床头。④放回枕头，整理床单，协助患者取舒适的卧位。

3. 注意事项

（1）翻身间隔时间，根据患者病情及局部皮肤受压情况而定。

（2）变换卧位时，务必将患者稍抬起后再行翻转或移动，决不可拖、拉、推，以免损伤患者的皮肤，同时应注意保暖和安全，防止着凉或坠床。

（3）变换卧位的同时需注意患者的病情变化及受压部位的皮肤情况。根据需要进行相应的处理。

（4）患者身上带有多种导管时，应先将导管安置妥当，防止变换卧位后脱落或扭曲受压。

第三节　清洁卫生护理

清洁是患者的基本需求之一，是维持和获得健康的重要保证，清洁可以清除微生物及污垢，防止细菌繁殖，促进血液循环，有利于体内废物排泄，同时清洁使人感到愉快、舒适。

一、口腔护理

口腔护理的目的有以下几方面。

（1）保持口腔的清洁、湿润，使患者舒适，预防口腔感染等并发症。

（2）防止口臭、口垢，促进食欲，保持口腔的正常功能。

（3）观察口腔黏膜和舌苔的变化、特殊的口腔气味，可提供病情的动态信息，例如肝功能不全患者，出现肝臭，常是肝昏迷的先兆。

常用的漱口液有生理盐水、朵贝尔溶液（复方硼酸溶液）、1% ~ 3% 过氧化氢溶液、2% ~ 3% 硼酸溶液、1% ~ 4% 碳酸氢钠溶液、0.02% 呋喃西林溶液、0.1% 醋酸溶液。

（一）协助口腔冲洗

1. 目的

协助口腔手术后使用固定器，或对有口腔病变的患者清洁口腔。

2. 用物准备

治疗碗、治疗巾、弯盘、生理盐水、朵贝尔溶液、口镜、抽吸设备、压舌板、手电筒、20 mL 空针及冲洗针头。

3. 操作步骤

（1）洗手。

（2）准备用物携至患者床旁。

（3）向患者解释。协助患者采取半坐位式，并于胸前铺治疗巾及放置弯盘。①装生理盐水及朵贝尔溶液于溶液盘内，并接上，用 20 mL 注射器抽吸并连接针头。②协助医师冲洗。③冲洗毕，擦干患者嘴巴。④整理用物后洗手。⑤记录。

4. 注意事项

为了避免冲洗中弄湿患者，必要时给予手电筒照光，冲洗时需特别注意齿缝、前庭外，若有舌苔，可用压舌板外包纱布予以机械性刮除，冲洗中予以持续性的低压抽吸，必要时协助更换湿衣服。

（二）特殊口腔冲洗

1. 用物准备

（1）治疗盘：治疗碗（内盛含有漱口液的棉球 12 ~ 16 个，棉球湿度以不能挤出液体为宜）。弯血管钳、镊子、压舌板、弯盘、吸水管、杯子、治疗巾、手电筒，需要时备张口器。

（2）外用药：按需准备，如液状石蜡、冰硼散、西瓜霜、金霉素甘油、制酶素甘油等，酌情使用。

2. 操作步骤

（1）将用物携至床旁，向患者解释以取得合作。

（2）协助患者侧卧，面向护士，取治疗巾围于颌下，置弯盘于口角边。

（3）先湿润口唇、口角，观察口腔黏膜有无出血、溃疡等现象。对长期应用抗生素、激素者应注意观察有无真菌感染。有活动义齿者，应取下。一般先取上面义齿，后取下面义齿，并放置容器内，用冷开水冲洗刷净，待患者漱口后戴上或浸入清水中备用（昏迷的患者的义齿应浸于清水中保存）。浸义齿的清水应每日更换。义齿不可浸在乙醇或热水中，以免变色、变形和老化。

（4）协助患者用温开水漱口后，嘱患者咬合上下齿，用压舌板轻轻撑开一侧颊部，以弯血管钳夹有漱口液的棉球由内向门齿纵向擦洗。同法擦洗对侧。

（5）嘱患者张口，依次擦洗一侧牙齿上内侧面、上颌面、下内侧面、下颌面，再弧形擦洗一侧颊部。同法擦洗另一侧。洗舌面及硬腭部（勿触及咽部，以免引起恶心）。

（6）擦洗完毕，帮助患者用洗水管以漱口水漱口，漱口后用治疗巾拭去患者口角处水。

（7）口腔黏膜如有溃疡，酌情涂药于溃疡处。口唇干裂可涂擦液状石蜡。

（8）撤去治疗巾，清理用物，整理床单。

3. 注意事项

（1）擦洗时动作要轻，特别是对凝血功能差的患者要防止碰伤黏膜及牙龈。

（2）昏迷患者禁忌漱口，需用张口器时，应从臼齿放入（牙关紧闭者不可用暴力张口），擦洗时须用血管钳夹紧棉球，每次一个，防止棉球遗留在口腔内，棉球蘸漱口水不可过湿，以防患者将溶液吸入呼吸道。

（3）传染病患者的用物按隔离消毒原则处理。

二、头发护理

（一）床上梳发

1. 目的

梳发、按摩头皮，可促进血液循环，除去污垢和脱落的头发、头屑，使患者清洁舒适和美观。

2. 用物准备

治疗巾、梳子、30%乙醇、纸袋（放脱落头发）。

3. 操作步骤

（1）铺治疗巾于枕头上，协助患者把头转向一侧。

（2）将头发从中间梳向两边，左手握住一股头发，由发梢逐渐梳到发根。长发或遇有打结时，可将头发绕在示指上慢慢梳理。避免强行梳拉，造成患者疼痛。如头发纠集成团，可用30%乙醇湿润后，再小心梳理，同法梳理另一边。

（3）长发酌情编辫或扎成束，发型尽可能符合患者所好。

（4）将脱落头发置于纸袋中，撤下治疗巾。

（5）整理床单，清理用物。

（二）床上洗发（橡胶马蹄形垫法）

1. 目的

同床上梳发、预防头虱及头皮感染。

2. 用物准备

治疗车上备一只橡胶马蹄形垫，治疗盘内放小橡胶单、大、中毛巾各一条、眼罩或纱布、别针、棉球两只（以不吸水棉花为宜）、纸袋、洗发液或肥皂、梳子、小镜子、护肤霜，水壶内盛40～45℃热水，水桶（接污水）。必要时备电吹风。

3. 操作步骤

（1）备齐用物携至床旁，向患者解释，以取得合作，根据季节关窗或开窗，室温以24℃为宜。按需要给予便盆。移开床旁桌椅。

（2）垫小橡胶单及大毛巾于枕上，松开患者衣领向内反折，将中毛巾围于颈部，以别针固定。

（3）协助患者斜角仰卧，移枕于肩下，患者屈膝，可垫膝枕于两膝下，使患者体位安全舒适。

（4）置马蹄形垫于患者后颈部，使患者颈部枕于突起处，头在槽中，槽形下部接污水桶。

（5）用棉球塞两耳，用眼罩或纱布遮盖双眼或嘱患者闭上眼。

（6）洗发时先用两手掬少许水于患者头部试温，询问患者感觉，以确定水温是否合适，然后用水壶倒热水充分湿润头发，倒洗发液于手掌上，涂遍头发，用指尖揉搓头皮和头发，用力要适中，揉搓方向由发际向头顶部，使用梳子除去落发，置于纸袋中，用热水冲洗头发，直到冲净为止。观察患者的一般情况，注意保暖，洗发完毕，解下颈部毛巾，包住头发，一手托头，一手撤去橡胶马蹄垫。除去耳内棉球及眼罩，用患者自备的毛巾擦干脸部，酌情使用护肤霜。

（7）帮助患者卧于床正中，将枕、橡胶单、浴巾一起自肩下移至头部，用包头的毛巾揉搓头发，再用大毛巾擦干或电吹风吹干。梳理成患者习惯的发型，撤去上述用物。

（8）整理床单，清理用物。

4. 注意事项

（1）要随时观察患者的病情变化，如脉搏、呼吸、血压有异常时应立即停止操作。

（2）注意室温和水温，及时擦干头发，防止患者受凉。

（3）防止水流入眼及耳内，避免沾湿衣服和床单。

（4）衰弱患者不宜洗发。

三、皮肤清洁与护理

（一）床上擦浴

1. 用物准备

治疗车上备：面盆两只、水桶两只（一桶盛热水，水温在 50 ~ 52℃，并按年龄、季节、习惯，增减水温，另一桶接污水）、治疗盘（内置小毛巾两条、大毛巾、浴皂、梳子、小剪刀、50% 乙醇、爽身粉）、清洁衣裤、被服，另备便盆、便盆布和屏风。

2. 操作步骤

（1）推治疗车至床边，向患者解释，以取得合作。

（2）将用物放在便于操作处，关好门窗调节室温，用屏风或拉布遮挡患者，按需给予便盆。

（3）将脸盆放于床边桌上，倒入热水 2/3 满，测试水温，根据病情放平床头及床尾支架，松开床尾盖被。

（4）将微湿小毛巾包在右手上，为患者洗脸及颈部，左手扶患者头顶部，先擦眼，然后像写"3"字样，依次擦洗一侧额部、颊部、鼻翼部、人中、耳后下颌，直至颈部。同法另一侧。用较干毛巾依次擦洗一遍，注意擦净耳郭，耳后及颈部皮肤。

（5）为患者脱下衣服，在擦洗部位下面铺上浴巾，按顺序擦洗两上肢、胸腹部。协助患者侧卧，背向护士依次擦洗后颈部、背臀部，为患者换上清洁裤子。擦洗中，根据情况更换热水，注意擦净腋窝及腹股沟等处。

（6）擦洗的方法为先用涂肥皂的小毛巾擦洗，再用湿毛巾擦去皂液。清洗毛巾后再擦洗，最后用浴巾边按摩边擦干。动作要敏捷，为取得按摩效果，可适当用力。

（7）擦洗过程中，如患者出现寒战、面色苍白等病情变化时，应立即停止擦浴，给予适当的处理。同时注意观察皮肤有无异常。擦洗毕，可在骨突处用 50% 乙醇做按摩，扑上爽身粉。

（8）整理床单，必要时梳发、剪指甲及更换床单。

（9）如有特殊情况，需做记录。

3. 注意事项

护士操作时，要站在擦浴的一边，擦洗完一边后再转至另一边，站立时两脚要分开，重心应在身体中央或稍低处，拿水盆时，盆要靠近身边，减少体力消耗，操作时要体贴患者，保护患者自尊，动作要敏捷、轻柔，减少翻动和暴露，防止受凉。

（二）压疮的预防及护理

压疮是指机体局部组织由于长期受压，血液循环障碍，造成组织缺氧、缺血、营养不良而致的溃烂和坏死，亦称褥疮。导致活动受限的因素一般都会增加压疮的发生。常见的因素有压力、剪力、摩擦力、潮湿等。好发部位为枕部、耳郭、肩胛部、肘部、骶尾部、髋部、膝关节内外侧、外踝、足跟。

1. 预防措施

预防褥疮在于消除其发生的原因。因此，要求做到勤翻身、勤按摩、勤整理、勤更换。交班时要严格细致的交接局部皮肤情况及护理措施。

（1）避免局部长期受压：①鼓励和协助卧床患者经常更换卧位，使骨骼突出部位交替的受压，翻身间隔时间应根据病情及局部受压情况而定。一般2 h翻身1次，必要时1 h翻身1次，建立床头翻身记录卡。②保护骨隆突处和支持身体空隙处，将患者体位安置妥当后，可在身体空隙处垫软枕、海绵垫。需要时可垫海绵垫、气垫褥、水褥等，使支持体重的面积宽而均匀，作用于患者身上的正压及作用力分布在一个较大的面积上，从而降低在隆突部位皮肤上所受的压强。③对使用石膏、夹板、牵引的患者，衬垫应平整、松软适度，尤其要注意骨骼突起部位的衬垫，要仔细观察局部皮肤和肢端皮肤颜色改变的情况，认真听取患者反映，适当给予调节，如发现石膏绷带凹凸不平，应立即报告医生，及时修正。

（2）避免潮湿、摩擦及排泄物的刺激：①保持皮肤清洁干燥。大小便失禁、出汗及分泌物多的患者应及时擦干，以保护皮肤免受刺激。床铺要经常保持清洁干燥，平整无碎屑，被服污染要随时更换。不可让患者直接卧于橡胶单上。小儿要勤换尿布。②不可使用破损的便盆，以防擦伤皮肤。

（3）增进局部血液循环：对易发生褥疮的患者，要常检查，用温水擦澡、擦背或用湿毛巾行局部按摩。

手法按摩：①全背按摩：协助患者俯卧或侧卧，露出背部，先以热水进行擦洗，再以两手或一手沾上少许50%乙醇作按摩。按摩者斜站在患者右侧，左腿弯曲在前，右腿伸直在后，从患者骶尾部开始，沿脊柱两侧边缘向上按摩（力量要能够刺激肌肉组织）至肩部时用环状动作。按摩后，手再轻轻滑至尾骨处。此时，左腿伸直，右腿弯曲，如此有节奏按摩数次，再用拇指指腹由骶尾部开始沿脊柱按摩至第7颈椎。②受压处局部按摩：沾少许50%乙醇，以手掌大、小鱼际紧贴皮肤，作压力均匀向心方向按摩，由轻至重，由重至轻，每次3～5 min。

电动按摩器按摩：电动按摩器是依靠电磁作用，引导治疗器头震动，以代替各种手法按摩，操作者持按摩器根据不同部位选择合适的按摩头，紧贴皮肤，进行按摩。

（4）增进营养的摄入：营养不良是导致褥疮的内因之一，又可影响褥疮的愈合。蛋白质是身体修补组织所必需的物质，维生素也可促进伤口愈合，因此在病情允许时可给以高蛋白、高维生素膳食，以增进机体抵抗力和组织修复能力。此外，适当补充矿物质，可促进慢性溃疡的愈合。

2. 褥疮的分期及护理

（1）瘀血红润期：为褥疮初期，局部皮肤受压或受到潮湿刺激后，开始出现红、肿、热、麻木或有触痛。此期要及时除去致病原因，加强预防措施，如增加翻身次数以及防止局部继续受压、受潮。

（2）炎性浸润期：红肿部位如果继续受压，血液循环仍得不到改善，静脉回流受阻，局部静脉瘀血，受压表面呈紫红色，皮下产生硬结，表面有水疱形成，对未破小水泡要减少摩擦，防破裂感染，让其自行吸收，大水疱用无菌注射器抽出泡内液体，涂以消毒液，用无菌敷料包扎。

（3）溃疡期：静脉血液回流受到严重障碍，局部瘀血致血栓形成，组织缺血缺氧。轻者，浅层组织感染，脓液流出，溃疡形成；重者，坏死组织发黑，脓性分泌物增多，有臭味，感染向周围及深部扩展，可达骨骼，甚至可引起败血症。

四、会阴部清洁卫生的实施

（一）目的
保持清洁，清除异味，预防或减轻感染、增进舒适、促进伤口愈合。

（二）用物准备
便盆、屏风、橡胶单、中单、清洁棉球、大量杯、镊子、浴巾、毛巾、水壶（内盛50～52℃的温水）、清洁剂或呋喃西林棉球。

（三）操作方法
1. 男患者会阴的护理

（1）携用物至患者床旁，核对后解释。

（2）患者取仰卧位。为遮挡患者可将浴巾折成扇形盖在患者的会阴部及腿部。

（3）带上清洁手套，一手提起阴茎，一手取毛巾或用呋喃西林棉球擦洗阴茎头部、下部和阴囊。擦洗肛门时，患者可取侧卧位，护士一手将臀部分开，一手用浴巾将肛门擦洗干净。

（4）为患者穿好衣裤，根据情况更换衣、裤、床单。整理床单，患者取舒适卧位。

（5）整理用物，清洁整齐，记录。

2. 女患者会阴部护理

（1）用物至患者床旁，核对后解释。

（2）患者取仰卧位。为遮挡患者可将浴巾折成扇形盖在患者的会阴部及腿部。

（3）先将橡胶单及中单置于患者臀下，再置便盆于患者臀下。

（4）护士一手持装有温水的大量杯，一手持夹有棉球的大镊子，边冲水边用棉球擦洗。

（5）冲洗后擦干各部位。撤去便盆及橡胶单和中单。

（6）为患者穿好衣裤，根据情况更换衣、裤、床单。整理床单，患者取舒适卧位。

（7）整理用物，清洁整齐，记录。

（四）注意事项

（1）操作前应向患者说明目的，以取得患者的合作。

（2）在执行操作的原则上，尽可能尊重患者习惯。

（3）注意遮挡患者，保护患者隐私。

（4）冲洗时从上至下。

（5）操作完毕应及时记录所观察到的情况。

微信扫码
- 临床科研
- 医学前沿
- 临床资讯
- 临床笔记

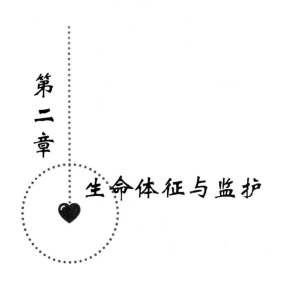

第二章 生命体征与监护

第一节 血压

血压是指血液在血管内流动时对血管壁的侧压力。一般指动脉血压，如无特别注明均指肱动脉的血压。当心脏收缩时，主动脉压急剧升高，至收缩中期达最高值，此时的动脉血压称收缩压。当心室舒张时，主动脉压下降，至心舒末期达动脉血压的最低值，此时的动脉血压称舒张压。

一、正常血压及生理性变化

（一）正常血压

在安静状态下，正常成人的血压范围为：（12.0 ~ 18.5）/（8.0 ~ 11.9）kPa，脉压为4.0 ~ 5.3 kPa。

血压的计量单位，过去多用 mmHg（毫米汞柱），后改用国际统一单位 kPa（千帕斯卡）。目前仍用 mmHg（毫米汞柱）。两者换算公式：1 kPa = 7.5 mmHg，1 mmHg = 0.133 kPa。

（二）生理性变化

在各种生理情况下，动脉血压可发生各种变化，影响血压的生理因素有：

1. 年龄

随着年龄的增长血压逐渐增高，以收缩压增高较显著。儿童血压的计算公式为：

收缩压 = 80 + 年龄 × 2

舒张压 = 收缩压 × 2/3

2. 性别

青春期前的男女血压差别不显著。成年男子的血压比女性高 5 mmHg；绝经期后的女性血压又逐渐升高，与男性差不多。

3. 昼夜和睡眠

血压在上午 8 ~ 10 h 达全天最高峰，之后逐渐降低；午饭后又逐渐升高，下午 4 ~ 6 h 出现全天次高值，然后又逐渐降低；至入睡后 2 h，血压降至全天最低值；早晨醒来又迅速升高。睡眠欠佳时，血压稍增高。

4. 环境

寒冷时血管收缩，血压升高；气温高时血管扩张，血压下降。

5. 部位

一般右上肢血压常高于左上肢，下肢血压高于上肢。

6. 情绪

紧张、恐惧、兴奋及疼痛均可引起血压增高。

7. 体重

血压正常的人发生高血压的危险性与体重增加呈正比。

8. 其他

吸烟、劳累、饮酒、药物等都对血压有一定的影响。

二、异常血压的观察

（一）高血压

目前基本上采用1999年世界卫生组织（WHO）和国际抗高血压联盟（ISH）高血压治疗指南的高血压定义：在未服抗高血压药的情况下，成人收缩压 ≥ 140 mmHg 和（或）舒张压 ≥ 90 mmHg 者。95% 的患者为病因不明的原发性高血压，多见于动脉硬化、肾炎、颅内压增高等，最易受损的部位是心、脑、肾、视网膜。

（二）低血压

一般认为血压低于正常范围且有明显的血容量不足表现如脉搏细速、心悸、头晕等，即可诊断为低血压。常见于休克、大出血等。

（三）脉压异常

脉压增大多见于主动脉瓣关闭不全、主动脉硬化等；脉压减小多见于心包积液、缩窄性心包炎等。

三、血压的测量

（一）血压计的种类和构造

1. 水银血压计

分立式和台式两种，其基本结构都包括输气球、调节空气的阀门、袖带、能充水银的玻璃管、水银槽几部分。袖带的长度和宽度应符合标准：宽度比被测肢体的直径宽20%，长度应能包绕整个肢体。充水银的玻璃管上标有刻度，范围为 0 ~ 300 mmHg，每小格表示 2 mmHg；玻璃管上端和大气相通，下端和水银槽相通。当输气球送入空气后，水银由玻璃管底部上升，水银柱顶端的中央凸起可指出压力的刻度。水银血压计测得的数值相当准确。

2. 弹簧表式血压计

由一袖带与有刻度（20 ~ 30 mmHg）的圆盘表相连而成，表上的指针指示压力。此种血压计携带方便，但欠准确。

3. 电子血压计

袖带内有一换能器，可将信号经数字处理，在显示屏上直接显示收缩压、舒张压和脉搏的数值。此种血压计操作方便，清晰直观，不需听诊器，使用方便、简单，但欠准确。

（二）测血压的方法

1. 目的

通过测量血压，了解循环系统的功能状况，为诊断、治疗提供依据。

2. 准备

听诊器、血压计、记录纸、笔。

3. 操作步骤

（1）测量前，让患者休息片刻，以消除活动或紧张因素对血压的影响；检查血压计，如袖带的宽窄是否适合患者、玻璃管有无裂缝、橡胶管和输气球是否漏气等。

（2）向患者解释，以取得合作。患者取坐位或仰卧，被侧肢体的肘臂伸直、掌心向上，肱动脉与心脏在同一水平。坐位时，肱动脉平第4软骨；卧位时，肱动脉平腋中线。如手臂低于心脏水平，血压会偏高；手臂高于心脏水平，血压会偏低。

（3）放平血压计于上臂旁，打开水银槽开关，将袖带平整地缠于上臂中部，袖带的松紧以能放入一指为宜，袖带下缘距肘窝 2 ~ 3 cm。

如测下肢血压。袖带下缘距腘窝 3 ~ 5 cm。将听诊器胸件置于腘动脉搏动处，记录时注明下肢血压。

（4）戴上听诊器，关闭输气球气门，触及肱动脉搏动。易地听诊器胸件放在肱动脉搏动最明显的地方，但勿塞入袖带内，以一手稍加固定。

（5）挤压输气球囊打气至肱动脉搏动音消失，水银柱又升高 20 ~ 30 mmHg 后，以每秒 4 mmHg 左右的速度放气，使水银柱缓慢下降，视线与水银柱所指刻度平行。

（6）在听诊器中听到第一声动脉音时，水银柱所指刻度即为收缩压；当搏动音突然变弱或消失时，水银柱所指的刻度即为舒张压。当变音与消失音之间有差异时，或危重者应记录两个读数。

（7）测量后，驱尽袖带内的空气，解开袖带。安置患者于舒适卧位。

（8）将血压计右倾 45°，关闭气门，气球放在固定的位置，以免压碎玻璃管；关闭血压计盒盖。

（9）用分数式即：收缩压 / 舒张压 mmHg 记录测得的血压值，如 110/70 mmHg。

4. 注意事项

（1）测血压前，要求安静休息 20 ~ 30 min，如运动、情绪激动、吸烟、进食等可导致血压偏高。

（2）血压计要定期检查和校正，以保证其准确性，切勿倒置或震动。

（3）打气不可过猛、过高，如水银柱里出现气泡，应调节或检修，不可带着气泡测量。

（4）如所测血压异常或血压搏动凌晨听不清时，需重复测量。先将袖带内气体排尽，使水银柱降至"0"，稍等片刻再行第二次测量。

（5）对偏瘫、一侧肢体外伤或手术后患者，应在健侧手臂上测量。

（6）排除影响血压值的外界因素，如袖带太窄、袖带过松、放气速度太慢测得的血压值偏高，反之则血压值偏低。

（7）长期测血压应做到四定：定部位、定体位、定血压计、定时间。

第二节　脉搏

一、正常脉搏及生理性变化

（一）正常脉搏

随着心脏节律性收缩和舒张，动脉内的压力也发生周期性的波动，这种周期性的压力变化可引起动脉血管发生扩张与回缩的搏动，这种搏动在浅表的动脉可触摸到，临床简称为脉搏。正常人的脉搏节律均匀、规则，间隔时间相等，每搏强弱相同且有一定的弹性，每分钟搏动的次数为 60 ~ 100 次（即脉率）。脉搏通常与心率一致，是心率的指标。

（二）生理性变化

脉率受许多生理性因素影响而发生一定范围的波动。

1. 年龄

一般新生儿、幼儿的脉率较成人快。

2. 性别

同龄女性比男性快。

3. 情绪

兴奋、恐惧、发怒时脉率增快，忧郁时则慢。

4. 活动

一般人运动、进食后脉率会加快；休息、禁食则相反。

5. 药物

兴奋剂可使脉搏增快，镇静剂、洋地黄类药物可使脉搏减慢。

二、异常脉搏的观察

（一）脉率异常

1. 速脉

成人脉率在安静状态下大于 100 次/min。又称为心动过速。见于高热、甲状腺功能亢进（甲亢，由于代谢率增加而使脉率增快）、贫血或失血等患者。正常人可有窦性心动过速，为一过性的生理现象。

2. 缓脉

成人脉率在安静状态下低于 60 次/min。又称心动过缓。颅内压增高、病窦综合征、Ⅱ度以上房室传导阻滞，或服用某些药物如地高辛、心可定、利血平、心得安等可出现缓脉。正常人可有生理性窦性心动过缓，多见于运动员。

（二）脉律异常

脉搏的搏动不规则，间隔时间时长时短，称为脉律异常。

1. 间歇脉

在一系列正常均匀的脉搏中出现一次提前而较弱的脉搏，其后有一较正常延长的间歇（即代偿性间歇），亦称期前收缩。见于各种心脏病或洋地黄中毒的患者；正常人在过度疲劳、精神兴奋、体位改变时也偶尔出现间歇脉。

2. 脉搏短绌

同一单位时间内脉率少于心率。绌脉是由于心肌收缩力强弱不等，有些心输出量少的搏动可发出心音，但不能引起周围血管搏动，导致脉率少于心率。特点：脉律完全不规则，心率快慢不一、心音强弱不等。多见于心房纤颤者。

（三）强弱异常

1. 洪脉

当心输出量增加，血管充盈度和脉压较大时，脉搏强大有力，称洪脉。见于高热，甲状腺功能亢进、主动脉关闭不全等患者；运动后、情绪激动时也常触到洪脉。

2. 细脉

当心输出量减少，动脉充盈度降低时，脉搏细弱无力，扪之如细丝，称细脉或丝脉。见于大出血、主动脉瓣狭窄和休克、全身衰竭的患者，是一种危险的脉象。

3. 交替脉

指节律正常而强弱交替时出现的脉搏，称为交替脉。交替脉是左心室衰竭的重要体征。常见于高血压性心脏病、急性心肌梗死、主动脉关闭不全等患者。

4. 水冲脉

脉搏骤起骤落，有如洪水冲涌，故名水冲脉；主要见于主动脉关闭不全、动脉导管未闭、甲亢、严重贫血患者，检查方法是将患者前臂抬高过头，检查者用手紧握患者手腕掌面，可明显感知。

5. 奇脉

在吸气时脉搏明显减弱或消失为奇脉。其产生主要与吸气时，左心室的搏出量减少有关。常见于心包腔积液、缩窄性心包炎等患者，是心包填塞的重要的体征之一。

（四）动脉壁异常

由于动脉壁弹性减弱，动脉变得迂曲不光滑，有条索感，如按在琴弦上，多见于动脉硬化的患者。

三、测量脉搏的技术

（一）部位

临床上常在靠近骨骼的动脉测量脉搏。最常用最方便的是桡动脉。患者也乐于接受。

其次为颞动脉、颈动脉、肱动脉、腘动脉、足背动脉和股动脉等。如怀疑患者心搏骤停或休克时，应选择大动脉为诊脉点，如颈动脉，股动脉。

（二）测脉搏的方法

1. 目的

通过测量脉搏，可间接了解心脏的情况，观察相关疾病发生、发展规律，为诊断、治疗提供依据。

2. 准备

治疗盘内备带秒钟的表、笔、记录本及听诊器。

3. 操作步骤

（1）洗手、戴口罩，备齐用物，携至床旁。

（2）核对患者，解释目的。

（3）协助患者取坐位或半坐卧位，手臂放在舒适位置，腕部伸展。

（4）以示指、中指、无名指的指端按在桡动脉表面，压力大小以能清楚地触及脉搏为宜，注意脉律，强弱动脉壁的弹性。

（5）一般情况下所测得的数值乘以2，心脏病患者、脉率异常者、危重患者则应以1 min记录。

（6）协助患者取舒适体位。

（7）将脉搏绘制在体温单上。

4. 注意事项

（1）诊脉前患者应保持安静，剧烈运动后应休息20 min后再测。

（2）偏瘫患者应选择健侧肢体测量。

（3）脉搏细、弱难以测量时，用听诊器测心率。

（4）脉搏短细的患者，应由2名护士同时测量，一人听心率，另一人测脉率，一人发出"开始""停止"的口令，记数1 min，以分数式记录；心率/脉率，若心率每分钟120次，脉率90次，即应写成"每分钟120/90次/min"。

第三节　瞳孔

瞳孔的改变在临床上有重要意义，尤其是对神经内、外科患者。瞳孔的变化是人体生理病理状态的重要体征，有时根据瞳孔变化，可对临床某些危重疑难病症做出判断和神经系统的定位分析。

一、异常性瞳孔扩大

（一）双侧瞳孔扩大

两侧瞳孔直径持续在6 mm以上，为病理状态。如昏迷患者双侧瞳孔散大，对光反应消失并伴有生命体征明显变化，常为临终前瞳孔表现；枕骨大孔疝患者双侧瞳孔先缩小后散大，直径超过6 mm，对光反应迟钝或消失；应用阿托品类药物时双侧瞳孔可扩大超过6 mm，伴有阿托品化的一些表现；另外还见于双侧动眼神经、视神经损害，脑炎、脑膜炎、青光眼等疾病。

（二）一侧瞳孔扩大

一侧瞳孔直径大于6 mm。常见于小脑幕切迹疝，病侧瞳孔直径先缩小后散大；单侧动眼神经、视神经受损害；艾迪综合征中表现为一侧瞳孔散大，只有在暗处强光持续照射瞳孔才出现缓慢收缩，光照停止后瞳孔缓慢散大（艾迪瞳孔或强直瞳孔）；还见于海绵窦综合征，结核性脑膜炎，眶尖综合征等多种疾病。

二、异常性瞳孔缩小

（一）双侧瞳孔缩小

双侧瞳孔直径小于2 mm。见于有机磷、镇定安眠药物的中毒；脑桥、小脑、脑室出血的患者。

（二）一侧瞳孔缩小

单侧瞳孔直径小于2 mm。见于小脑幕切迹疝的早期；由脑血管病，延髓、脑桥、颈髓病变引起的霍纳征（Horner sign），表现为一侧瞳孔缩小、眼裂变小、眼球内陷、伴有同侧面部少汗；另外由神经梅毒、多发性硬化眼部带状疱疹等引起的阿罗瞳孔，表现为一侧瞳孔缩小，对光反应消失，调节反射存在。

（三）两侧瞳孔大小不等

两侧瞳孔大小不等是颅内病变指征，如脑肿瘤、脑出血、脑疝等。

（四）瞳孔对光反应改变

对光反射的迟钝或消失。常见于镇静安眠药物中毒、颅脑外伤、脑出血、脑疝等疾病，是病情加重的表现。

微信扫码
◆临床科研
◆医学前沿
◆临床资讯
◆临床笔记

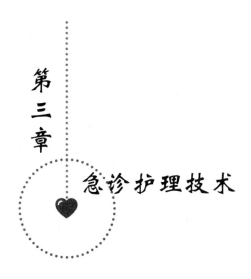

第
三
章

急诊护理技术

第一节　心肺复苏术

一、概述

心肺复苏（CPR）是心肺复苏技术的简称，是针对心搏、呼吸停止所采取的抢救措施，即用心脏按压或其他方法形成暂时的人工循环并恢复心脏自主搏动和血液循环，用人工呼吸代替自主呼吸并恢复呼吸，达到恢复苏醒和挽救生命的目的。1985 年第 4 届全美复苏会议强调心脏、呼吸骤停患者复苏的成功并非仅指心搏和呼吸的恢复，而必须达到恢复智能和工作能力，故其效果在很大程度上取决于脑和神经系统功能的恢复，从而将 CPR 的全过程称之为心肺脑复苏（CPCR）。

CPCR 的成功与抢救是否及时、复苏方法是否有效、心搏骤停的种类和形式、复苏药物应用是否得当等因素有关，其中循环、呼吸停止至复苏开始的时间、发病至高级生命支持治疗的时间，是 CPCR 能否获得成功的决定因素。

心肺复苏系统包括三个阶段：基础生命支持（BLS）；高级生命支持（AIS）；进一步生命支持（PLS）。每一阶段均包括三个步骤。基础生命支持在《2010 年指南》中将原来遵循的 ABC 原则，即 A（airway）呼吸道通畅；B（breathing）人工呼吸；C（circulation）胸外心脏按压建立人工循环三者顺序进行了调整，改为 CAB 原则。高级生命支持可概括为 DEF 原则，即：D 药物和液体治疗；E 心电图监测；F 室颤治疗。进一步生命支持是指心肺复苏后的进一步治疗，包括 G（Gauging）确认心搏骤停的原因并治疗；H 脑复苏；I 加强监护治疗。为了强调 CPR 时各种抢救措施的实施程序，美国心脏学会（AHA）提出了"生存链"的概念，指出生命支持过程包括：①早期启动紧急医疗服务系统（EMS）。②早期进行心肺复苏，着重于胸外心脏按压。③快速除颤。④有效高级生命支持。⑤综合的后续治疗。这些环节就像锁链一样互相连接，削弱任何一个环节都将导致不良结局。

二、适应证和禁忌证

1. 适应证

CPCR 是抢救心搏、呼吸骤停及保护、恢复大脑功能的复苏技术。主要用于复苏后能维持较好的心、肺、脑功能及能较长时间生存的患者。同的是为了防止、救治突然的意外死亡。所以其适应证为各种原因所造成的心搏骤停、呼吸骤停。

2. 禁忌证

由于心肺腑复苏的目的不是延长已无意义的生命，故其禁忌证为已明确心、肺、脑等重要脏器功能衰竭无法逆转的疾病。

三、判断标准

（1）意识丧失。

（2）大动脉搏动消失，血压测不出。

（3）心音消失。

（4）自主呼吸停止或呈现叹息样呼吸。

（5）瞳孔散大，对光反射消失。

（6）皮肤发绀或苍白。

（7）心电图呈室颤或直线或心电－机械分离的无效收缩波形。

以上为呼吸心搏骤停的临床表现。可是从抢救指征的角度讲，以上有些表现的出现需要一定的时间，一旦出现表明心脏有效泵血功能的丧失已经持续了一定的时间，这时候再实施心肺复苏术，效果极差。因此，我们不能等待以上指标完全出现再实施心肺复苏术。患者呼吸心搏骤停时，意识的丧失和大动脉搏动的消失是出现最早而且最可靠的指标。因此，临床抢救时以这两项指标作为实施心肺复苏术的指征。

四、操作方法

（一）及早识别并启动应急反应系统

1. 意识判定

在确认现场安全情况下（图 3-1），首先拍打或轻摇患者双肩，大声呼叫患者（图 3-2）。若患者无回应，即可确诊意识丧失。严禁摇动疑似外伤患者头部，以免损伤颈椎。

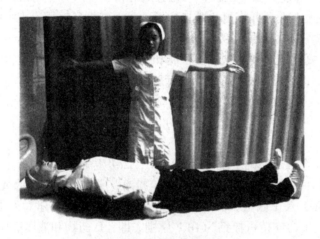

图 3-1　确认现场安全

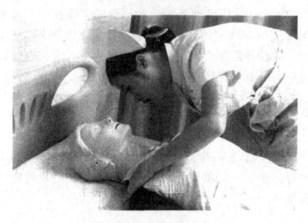

图 3-2　呼叫患者

2. 脉搏判定

急救者一手置于患者前额，使头后仰保持气道通畅；另一手检查颈动脉或股动脉有无搏动（图 3-3），婴儿可检查肱动脉。

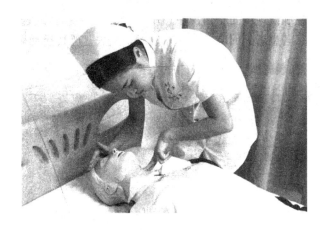

图 3-3　检查颈动脉搏动

3. 呼吸判定

急救者在查看患者有无反应和脉搏时，应快速检查呼吸（图 3-4），以确定是否有呼吸或呼吸是否正常。如果患者没有呼吸或仅仅是喘息，则施救者应怀疑患者已心搏骤停。

值得注意的是，意识、呼吸和脉搏判定的时间不应超过 10 s。

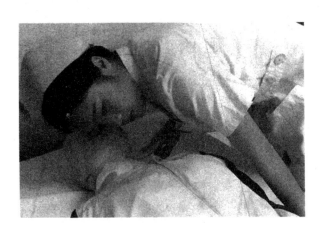

图 3-4　检查呼吸

4. 立即呼救

确定心搏骤停后，立即呼叫周围的人来协助抢救或者呼救 EMSS（拨打急救电话），同时松解患者衣领、裤带；如有两个救护者在现场，一个人开始 CPR，另一个人呼救 EMSS 请求支援，有条件时可取自动体外除颤器进行除颤；如果发现淹溺者或可能由窒息引起的任何年龄的心搏骤停患者，则应在实施 CPR 的同时启动 EMSS。

（二）胸外心脏按压

胸外心脏按压操作要领：

（1）患者仰卧于硬板床或地上，如为软床，身下应放一木板以保证按压有效，但不要为了找木板而延误抢救时间（图 3-5）。

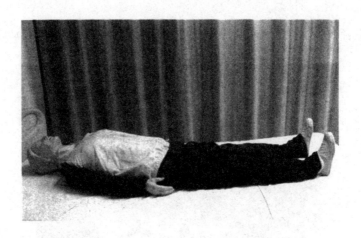

图 3-5　患者仰卧于硬板床

（2）抢救者紧靠患者胸部一侧，为保证按压时力量垂直作用于胸骨，抢救者可根据患者所处位置的高低采用跪式或用脚凳等不同体位。

（3）按压部位，正确的按压部位是胸骨中、下 1/3 交界处，两乳头连线与胸骨相交处（图 3-6）。

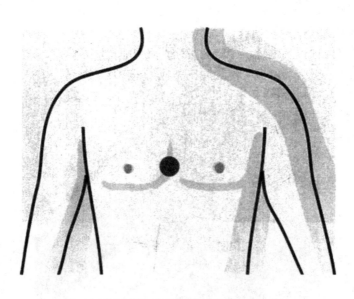

图 3-6　按压部位（两乳头连线与胸骨相交处）

（4）按压方法。

抢救者把一只手手掌放在按压部位上，另一只手重叠压在其背上，十指交叉抬起，避免按压肋骨（图 3-7）。双肘关节伸直，双肩在患者胸骨上方正中，按压时肩、臂和手保持垂直，借助身体之力向下按压（图 3-8）。按压深度为至少 5 cm，但不超过 6 cm，抢救者应避免在按压间隙倚靠在患者胸上，以便每次按压后使胸廓充分回弹。按压频率为 100 ～ 120 次 /min，按压与放松时间为 1 ：1，尽可能减少按压中的停顿。胸外心脏按压必须同时配合人工呼吸，成人单人和双人操作按压与通气比为 30 ：2，连续做 5 个循环。双人急救时，每 2 分钟或 5 个 CPR 循环后交换一次按压职责，轮换中断的时间不超过 5 s，以保证按压的质量。

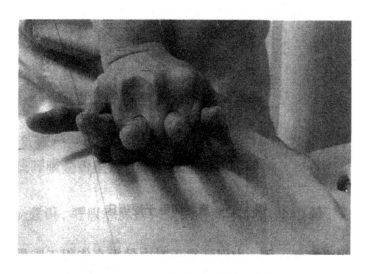

图 3-7 按压时手姿势

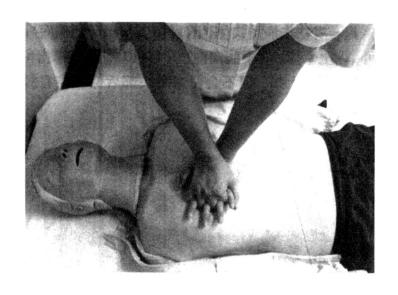

图 3-8 按压时肩、臂和手保持垂直

（三）开放气道

意识丧失者常因舌后坠而导致气道阻塞，所以要使呼吸道畅通，关键是解除舌肌对呼吸道的堵塞。其具体做法是：将患者置于仰卧位，患者头、颈、躯干平卧无扭曲，双手放于躯干两侧。体位摆好后即可按照以下 3 种方法施行徒手开放气道术，使头极度后仰。

1. 仰头抬颏法

抢救者一只手的手掌根部放在伤病员前额处，用力下压使头部后仰，右手的示指与中指并拢放在伤病员下颏骨处，向上抬起下颏（图 3-9）。操作时要注意手指不要压迫患者颈前部颏下软组织以免压迫气管。此法不适合于有可疑颈椎骨折的患者。

2. 托颈压额法

抢救者一手抬起患者颈部；另一手小鱼际下压患者前额，使其头后仰，颈部抬起。此方法不适合于有可疑颈椎骨折的患者。

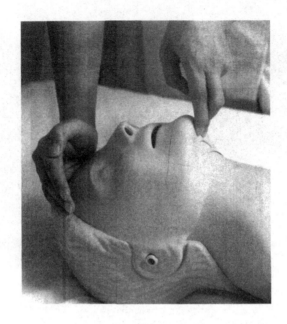

图 3-9　仰头举颏法

3. 仰头拉颌法

抢救者在伤病员头侧，双肘位于伤病员背部同一水平上，用双手抓住伤病员两侧下颌角，向上牵拉，使下倾向前（图 3-10）。两于拇指可将下唇下推，使口腔打开。由于此法使患者下颌上提，但不会使患者头部后仰和左右转动，因此，对怀疑有头、颈部损伤者，使用此法较安全。

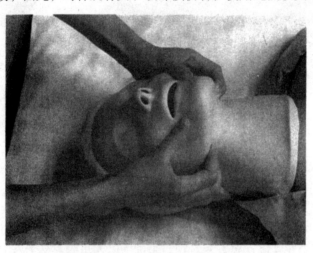

图 3-10　仰头拉颌法

（四）呼吸支持

如呼吸道畅通，判断患者呼吸停止，应立即做人工呼吸。无论何种人工呼吸（口对口、口对面罩、球囊－面罩、球囊对高级气道）单次吹气时间都应当在 1 秒以上，并保证有足够量的气体进入并使胸廓有明显的提高。

1. 口对口人工呼吸

（1）在保持呼吸道畅通的情况下予 30 次胸外按压后进行 2 次人工呼吸。

（2）抢救者用按于前额一手的拇指和示指，捏闭患者鼻孔（图 3-11）。

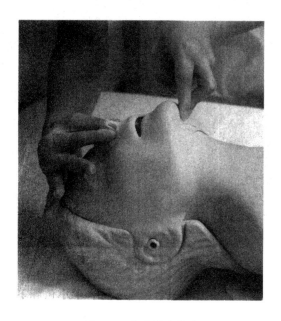

图 3-11　捏闭患者鼻孔

（3）抢救者用自己的口封闭患者的口周围，缓慢吹气，以扩张萎陷的肺脏，并检查气道开放效果（图 3-12）。

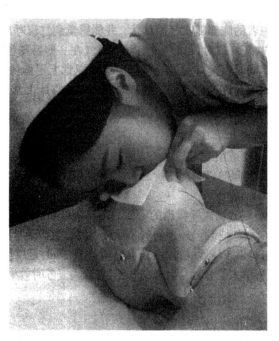

图 3-12　吹气

（4）每次吹气时间应持续 1 s，潮气量 500 ～ 600 mL，以达到患者胸部上抬为标准。

（5）一次呼气完毕，应立即与患者口部脱离，轻轻抬起头部，眼视患者胸部，吸入新鲜空气，以便做下一次人工呼吸，同时放松捏患者鼻部的手，以便于患者从鼻孔出气，此时患者胸部向下塌陷，有气流从口鼻呼出（图 3-13）。

如果患者有脉搏，仅做人工吹气即可，成人吹气频率为 10 ～ 12 次 /min，儿童 15 次 /min，婴儿 20 次 /min。

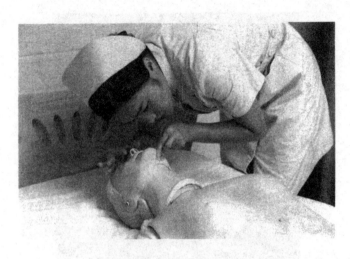

图 3-13 松开鼻孔，检查胸廓起伏

2. 口对鼻呼气

当患者有口腔外伤或其他原因致口腔不能打开时，可采用鼻吹气。其操作方法是：首先开放患者气道，头后仰，用手托住患者下颌使其口闭住。用口包住患者鼻部，向患者鼻孔内吹气，直到胸部抬起，吹气后将患者口部张开，让气体呼出。如吹气有效，则可见到患者的胸部随吹气而起伏，并能感觉到气流呼出。

3. 口对口辅助器吹气

口对口通气或口对鼻通气在一些特殊情况下使人难以接受，如担心被传染病传染，同时直接口对口通气容易给人视觉上不愉快的感觉。还有的民族因为伦理学上的原因，不允许进行口对口或口对鼻吹气。临床上常用的替代方法有经口咽管或带氧面罩吹气。

（五）人工气道的选择

1. 口咽通气管

主要适用于那些由于舌后坠、分泌物、呕吐物、血凝块或其他异物如义齿脱落等机械因素引起的口咽部梗阻，但从病情上判断又不适宜进行气管内插管和气管切开的患者。

2. 喉罩

是一种新型的畅通呼吸道的方法，其安全可靠，操作简便，不良反应少。

3. 球囊面罩装置（简易呼吸器）辅助通气

球囊面罩是急诊最常用的辅助通气装置，尤其在气管插管前。它可提供正压通气，球囊充气容量约1 000 mL，足以使肺充分膨胀，但急救中挤压气囊难保不漏气，单人复苏时易出现通气不足，双人复苏时效果较好（图 3-14）。

4. 气管插管

为保证心搏呼吸骤停时患者的心、脑及其他重要器官的氧供，条件具备时，对适合的患者要尽早进行。

（六）电除颤

因心搏骤停患者中，50% 以上的患者表现为室颤，而室颤最有效的治疗方法是电除颤，故目前主张对心搏骤停患者及早进行有效的电除颤。如在心电图监护下发生室颤，原则上应在 30 s 内即行胸外除颤（图 3-15）。若成人在未受监控的情况下发生心搏骤停，或不能立即取得自动体外除颤器时，应该在他人获取以及准备自动体外除颤器的时候开始心肺复苏，并视患者情况，在设备可供使用后尽快尝试进行除颤。

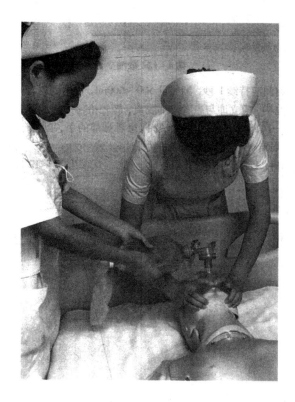

图 3-14　球囊面罩装置辅助通气

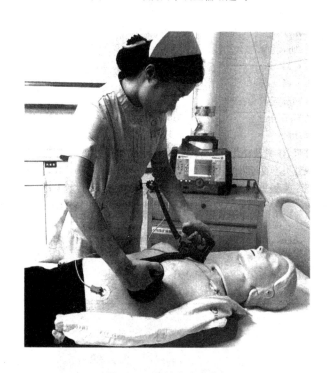

图 3-15　胸外直流电除颤

心肺复苏时电除颤主要包括以下 3 种。

1. 胸外直流电除颤

建议成人室颤或无脉性室速使用单相波首次和再电击的能量为 360 J。双相波选择首次成人电击能量对于截断指数波形为 150 ～ 200 J，对于直线双相波形为 120 J，如急救人员不熟悉设备特定能量，建议使用默认能量 200 J。心脏除颤仅做 1 次电击，之后立即行 CPR，每 2 分钟检查一次心律。如果 1 次电击未能终止室颤，再次电击意义不大，此时进行胸外按压比再次电击更有价值。1 ～ 8 岁儿童首次电击能量为 2 J/kg，后续电击能量至少为 4 J/kg，如室颤为细颤，应立即静脉注射 0.1% 肾上腺素 1 ~ 2 mL，使细颤变成粗颤，再电击才能奏效。

2. 胸内直流电除颤

在开胸手术或胸内心脏按压时可做胸内直流电除颤，首次电击除颤尽可能采取小能量，以免损伤心肌。成人自 2.5 J 开始逐渐增加至 20 J，小儿自 1.0 J 开始，增加至 10 J 左右。

3. 自动体外除颤器（AED）

在 EMS 非常先进的西方国家，AED 已经得到了普及应用。AED 装置很简单，只有两个胸部电极，能够记录心电图，识别室颤并自动释放 200 ~ 360 J 的电击能量，非常适用于公共场所的急救现场。伴随 AED 的出现，心搏骤停的生存率已经由 30% 上升到了 49%。

成人、儿童及新生儿徒手心肺复苏术的区别（表 3-1）。

表 3-1　成人、儿童及新生儿徒手心肺复苏术的特点比较

	成人（＞ 8 岁）	儿童（1 ~ 8 岁）	新生儿（＜ 1 岁）
判断意识	拍打双肩，大声呼叫	拍打双肩，大声呼叫	拍打足底
呼救时机	首先呼救	尽早呼救	尽早呼救
评估呼吸	看、听、感觉	看、听、感觉	看、听、感觉
常用人工呼吸	口对口	口对口	口对口鼻
人工呼吸频率	10 ~ 12 次 /min	12 ~ 20 次 /min	12 ~ 20 次 /min
通气量	以胸廓起伏为标准 500 ~ 600 mL	以胸廓起伏为标准 150 ~ 200 mL	以胸廓起伏为标准 150 ~ 200 mL
评估脉搏	颈动脉	颈动脉	肱动脉或股动脉
检查循环征象	呼吸、咳嗽及动作	呼吸、咳嗽及动作	呼吸、咳嗽及动作
按压部位	双乳头连线与胸骨交点	按压胸骨下 1/2 处	双乳头连线下一横指
按压方式	双手掌根重叠	双手掌根重叠或单手掌根（图 3-16）	中指与无名指重叠或双手环抱两拇指按压（图 3-17）（图 3-18）
按压幅度	5 ~ 6 cm	胸廓前后径 1/3 ~ 1/2 大约 5 cm	胸廓前后径 1/3 ~ 1/2 大约 4 cm
按压频率	100 ~ 120 次 /min	100 ~ 120 次 /min	100 ~ 120 次 /min
按压通气比	30 : 2	30 : 2	30 : 2

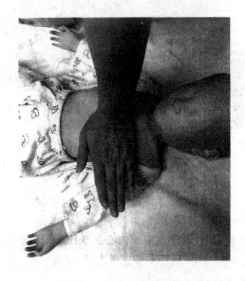

图 3-16　儿童胸外按压方法

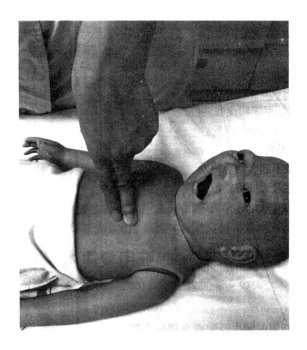

图 3-17　新生儿胸外按压方法 1

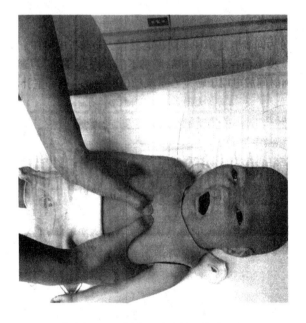

图 3-18　新生儿胸外按压方法 2

五、心肺复苏的有效指标及无效指标

1. 心肺复苏的有效指标

（1）触及大动脉搏动。

（2）自主呼吸恢复。

（3）血压维持在 60 mmHg 以上。

（4）面色、口唇、甲床和皮肤转红润。

（5）瞳孔变小，对光反射恢复。

2. 心肺复苏的无效指标

（1）按压时触及不到大动脉搏动。

（2）瞳孔进行性散大或持续散大。

（3）已经出现的有效指标又消失。

第二节　心脏电复律术

一、概述

心脏电复律是指短时间内经胸或直接向心脏通以高压强电流（4～7 kV），人为地使所有心肌纤维瞬间同时除极，此时如果窦房结恢复起搏点的作用，则可转为窦性心律。最早是用于心室颤动的治疗，故又称为心脏电除颤。

二、心脏电复律分类

心脏电复律可分为同步电复律和非同步电复律。①同步电复律：指利川患者心电图的 R 波来触发放电，使电流在心动周期的绝对不应期内发放，可以避免诱发室颤。②非同步电复律：在任何时间放电用于转复心室颤动（图 3-19）和心室扑动（图 3-20）。

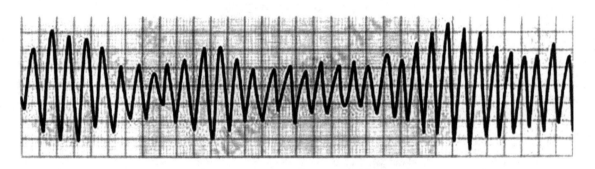

图 3-19　心室颤动

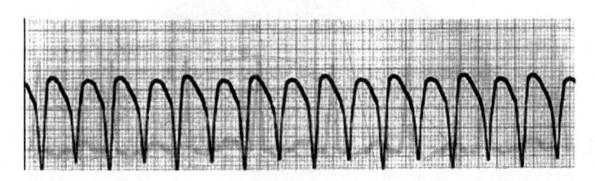

图 3-20　心室扑动

三、适应证

1. 非同步电复律

心室颤动和心室扑动为非同步电复律的绝对适应证。单向波复律能量为 360 J，双向波复律能量为 200 J，如果不成功可以重复电击。

2. 同步电复律

（1）室性心动过速：药物治疗无效，病情严重。如心肌梗死、心力衰竭等需要紧急复律者（图3-21）。复律能量为100 ～ 200 J。成功率90% ～ 97%。不成功可以重复电击2次。

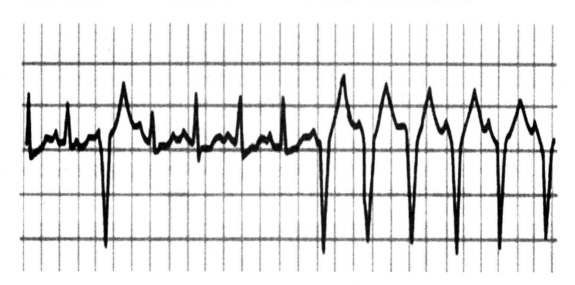

图 3-21　室性心动过速

（2）阵发性室上性心动过速：药物治疗无效或伴明显血流动力学障碍者；或伴预激综合征药物治疗困难者（图3-22）。电复律能量100 ～ 200 J。成功率75% ～ 80%。不成功可以重复电击2次。

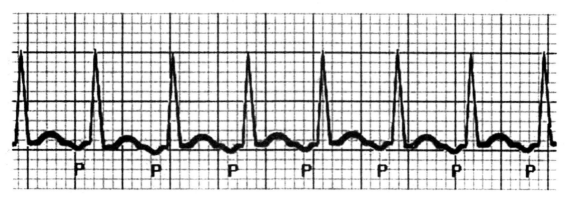

图 3-22　室上性心动过速

（3）心房扑动：持续慢性心房扑动或药物治疗无效者；伴心室率快和血流动力学恶化者（图3-23）。复律能量为50 ～ 100 J。成功率98% ～ 100%。不成功可以重复电击2次。

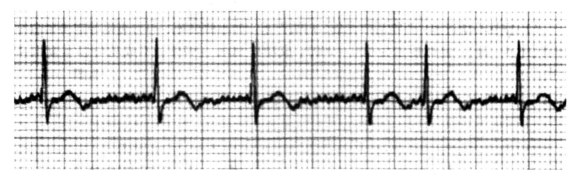

图 3-23　心房扑动

（4）心房颤动：最常见适应证。心室率快，药物治疗无效者；房颤病程在1年以内者；二尖瓣病变手术治疗6周以上；甲亢已经控制者；预激综合征合并房颤者；心力衰竭系由快速房颤所致且药物无效者（图3-24）。

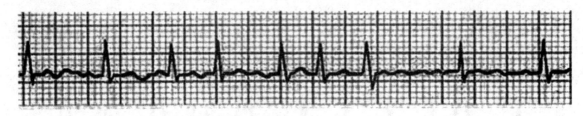

图3-24 心房颤动

四、禁忌证

1. 绝对禁忌证

（1）洋地黄中毒引起的心律失常。

（2）室上性心律失常伴完全性房室传导阻滞。

（3）病窦综合征伴有快速室上性心律失常。

（4）复律后奎尼丁或胺碘酮不能维持或不能耐受者。

（5）频繁发作的阵发性心动过速。

（6）近期有动脉栓塞或经超声心动图证实心房内血栓而未经抗凝治疗者。

2. 相对禁忌证

（1）拟近期行心脏瓣膜手术者。

（2）未经控制的甲亢伴房颤者。

（3）风湿活动或急性心肌炎伴室上性快速心动过速者。

（4）心脏明显扩大伴室上性快速心动过速者。

（5）洋地黄过量或低钾患者应在纠正后进行电复律。

五、操作方法

1. 术前准备

（1）心房颤动伴有心力衰竭者，先用洋地黄等以控制心室率，改善心功能，使心率在休息状态下为70～80次/min，可提高转复成功率。但在复律前两日停用强心利尿剂；纠正低血钾或酸中毒。

（2）过去有栓塞史，超声心动图发现有心房内附壁血栓及人造生物瓣膜者，均应在复律前用华法林类药物抗凝2周，复律后应继续服用至少2周左右。

（3）心房颤动者复律前2天服用胺碘酮。

（4）备齐直流电复律除颤器、气管插管器械和急救药品。

2. 非同步直流电复律操作方法

（1）两电极板涂导电糊或用湿生理盐水纱布包裹，分别放在心尖部和胸骨右缘第2至第3肋，两电极相距约10 cm，避免两电极间因生理盐水或导电糊而短路（图3-25）。

（2）打开除颤器电源开关，选择"非同步"按钮。

（3）按充电按钮，充电能量至需要水平。

（4）按放电按钮，此时患者身体抽动一下说明已放电，此后立即移去电极。

（5）立即行胸外心脏按压。

（6）观察示波器或记录心电图，判断患者心律是否已转为窦性心律。仍为心室颤动或心室扑动时应立即准备第二次放电。除观察心电外还应注意患者一般情况、神志、发绀情况。

（7）开胸手术或开胸心脏按压抢救时。消毒心电极板用消毒盐水纱布包扎后，分别置于心脏前后，充电、放电等操作与胸外心脏电除颤相同，阴极置于左心缘，阳极置于右心缘（两电极板相距应较远），能量常为 20 ～ 50 J。

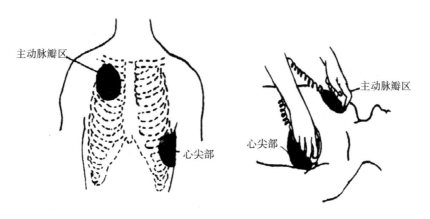

图 3-25　两电极板放置部位

3．同步直流电复律操作方法

（1）患者卧于木板床上，或背部垫木板，空腹并术前排空小便，建立静脉输液通道。测血压，记录 12 导联心电图以了解心律失常和 ST 段情况，接好心电示波连续监测。

（2）选择 R 波较高的导联进行观察，测试同步性能，将电钮放在同步位置，则放电同步信号应在 R 波降支的上 1/3。除颤电极板的放置位置和方法同前。

（3）常用硫喷妥钠和地西泮或丙泊酚麻醉。缓慢注射地西泮 20 ～ 30 mg，同时嘱患者报数"1、2、3……"直至患者入睡，睫毛反射消失，按压充电按钮，根据不同心律失常类型选用不同能量充电（单项波除颤器：心房扑动为 50 ～ 100 J，心房颤动、室上性心动过速、室性心动过速为 100 ～ 150 J）。一切工作人员离开床边，放电方法同前，但应持续按压放电按钮，待放完电后再松手。首次失败后间歇 5 ～ 10 min 后进行第二次放电，能量可增加 50 ～ 100 J。若再不行，可第 3 次电击。一般来说，择期性电复律 1 天内不超过 3 次。

（4）复律成功后，应观察患者血压、心律、呼吸、直到患者清醒。清醒后让患者四肢活动，观察有无栓塞现象。术后给予维持剂量的抗心律失常药物，胺碘酮每日 0.1 ～ 0.2 g，可继续服用 3 ～ 6 个月，也可用几年。

六、注意事项

1．心室颤动和心室扑动

应按心搏骤停复苏处理，必须分秒必争地迅速除颤。因患者神志消失，故无须行麻醉。电除颤的成功标志是心电图由心室颤动或心室扑动变成一条直线，至于是否复律，则由窦房结或房室结是否能复跳所决定。如电击后心电图为一直线而不复跳，则应注射肾上腺素及胸外按压。

2．"潜伏"心室颤动

对已经停跳的心脏进行除颤并无好处，然而在少数患者，一些导联有粗大的室颤波形，而与其相对导联则仅有极微细的颤动，或出现一条直线类似于心脏停搏，称为"潜伏"心室颤动，在 2 个导联上检查心律有助于鉴别这种现象。更重要的是，有研究提出"误导"心脏停搏，由于技术错误出现心搏呈现直线（如无电源、未接导联、参数设置错误、导联选择不正确），临床上这种情况大大多于潜伏的室颤。为了应付随时可能发生的心室颤动，除颤器应随时处于待机状态。建立使用检查记录能避免除颤设备性能障碍和不正确操作，而不适当地维护或电源故障通常是除颤器性能障碍的主要原因。

3．电极板

放置的部位有两种：一前一后，阳极放在左背部肩角下区，阴极放在胸骨左缘第 4 肋间水平；一左一右，阴极放在左腋前线的心尖水平，阳极放在胸骨右缘 2 至 3 肋间处。如胸部有埋藏起搏器者，应尽量避免电极板接近起搏器。电极板应涂以导电糊或生理盐水纱布，且加压而使电极板紧密接触胸壁。注意两电极板之间距离至少 10 cm，亦不宜让导电糊或生理盐水相通以免短路。

4. 同步与非同步模式

（1）电复律时电流应与 QRS 波群相同步，从而减少诱发室颤的可能性，如果电复律时正好处在心动周期的相对不应期，则可能形成室颤。

（2）在转复一些血流动力学状态稳定的心动过速时，如室上性心动过速、房颤和房扑，同步模式可避免这种并发症的发生，室颤则应用非同步模式。

（3）有些室速及预激综合征合并房颤患者采用同步模式复律非常困难。因为 QRS 综合波的形态变化很大，除颤器不能识别 R 波，故无法放电，此时可选择非同步模式复律。但是，室速用非同步模式电击后，可能恢复窦性节律，也可能由于电流与 QRS 波群不同步，落到心肌易损期，转变为室颤。此时应再用非同步模式除颤，使之恢复窦性节律。

（4）室速时患者如存在无脉搏、意识丧失、低血压或严重的肺水肿，可适时选择非同步电复律，以避免因反复试图用同步模式复律不成功，而延误治疗。

（5）发现室颤或无脉性室速一般应在数秒内给予电除颤。

5. 电复律术的并发症

发生率为 4% ~ 6%，部分并发症与麻醉有关。

（1）低血压：使用高能量放电时容易出现，不需特殊处理，数小时后自行恢复。

（2）心肌损伤及心肌顿抑：复律后可出现心肌损伤性心电图表现，可持续一段时间，不需特殊处理。

（3）心律失常：电复律术可引起多种心律失常，多数情况历时短暂，不需处理，诱发室性快速性心律失常，可再次电击治疗。

（4）栓塞：少数病例可发生肺血管或周围血管栓塞，可在术前服适量抗凝药物，但不作为常规用药。

（5）皮肤灼伤：与电极板接触部位出现局部红斑、水疱，多由于导电胶过少或涂抹不均所致。一般不需特殊处理。

（6）急性肺水肿：常见于二尖瓣或主动脉瓣病变在电复律成功数小时后发生。

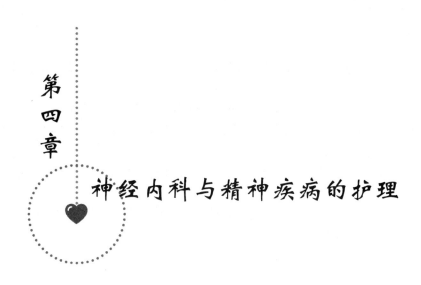

第四章

神经内科与精神疾病的护理

第一节　神经系统疾病常见症状的护理

神经系统是人体最精细、结构和功能最复杂的系统，按解剖结构分为中枢神经系统和周围神经系统。前者由脑及脊髓组成，分析综合体内外环境传来的信息；后者由脑神经及脊神经组成，传递神经冲动。两者相互配合，完成机体的统一整体活动，以保持内环境稳定及调整人体适应外界环境变化。

神经系统疾病是指神经系统和骨骼肌由于感染、血管病变、变性、肿瘤、外伤、中毒、免疫障碍、遗传、营养缺陷和代谢障碍等引起的疾病。神经系统病变时主要表现为运动、感觉和反射障碍，如病变累及大脑，可出现意识障碍和精神症状，神经系统疾病病情复杂，病情重，死亡率和致残率高。患者常发生多种并发症，因丧失生活自理能力，易使患者产生依赖心理，易产生焦虑、抑郁、悲观绝望的情绪。

据统计，我国城市居民主要疾病死因中脑血管疾病占第二位。目前我国神经系统疾病谱也不断发展变化，脑血管疾病的发病有年轻化趋势，帕金森病等老年病日益增多。随着疾病诊断、治疗和康复护理的发展，出血性脑卒中、急性感染性多发性神经炎、重症肌无力等疾病抢救成功率不断提高，致残率下降。

神经系统疾病常见的症状有头痛、感觉障碍、运动障碍、意识障碍等。

一、头痛患者的护理

头痛为临床常见的症状，是指额、顶、颞及枕部的疼痛。颅内的血管、神经和脑膜以及颅外的骨膜、血管、头皮、颈肌、韧带等对疼痛敏感的结构，受挤压、牵拉、移位、炎症、血管的扩张或痉挛、肌肉的紧张性收缩等均可引起头痛。

（一）护理评估

1. 健康史询问患者有无颅内疾病（颅内感染、脑血管病变、占位性病变、颅脑外伤史等）及颅外疾病史（五官、颈椎、颈肌、全身性中毒、高血压、神经官能症等），有无发热性疾病、高血压、缺氧等全身性疾病病史。

2. 身体状况

（1）头痛特征：注意头痛的部位、时间、性质、程度。一般情况下颅外病变所致的头痛多位于病灶的附近，较为表浅和局限。颅内病变所致的头痛常较弥散与深在，并可向病灶同侧的外表放射。颅内占位性病变，常为晨间加剧，且进行性加重。偏头痛多呈周期性反复发作，常为双侧颞部的搏动性疼痛。神经痛多为电击样或针刺样痛。血管性头痛常呈搏动性跳痛。三叉神经痛、偏头痛及脑膜刺激所致的疼痛最为剧烈。新近发生的与以往不同的头痛如突发的剧烈头痛提示蛛网膜下腔出血、脑出血、脑炎或高血压脑病等。

（2）伴随状况：有些头痛可能是严重疾病信号，如突发剧烈头痛伴恶心、呕吐，可能为颅内出血，发热伴剧烈头痛，可能为颅内炎症。典型的偏头痛发作常有视觉先兆和伴有恶心、呕吐、畏光等表现。还应注意有无大小便失禁、抽搐或瘫痪、意识障碍等。

（3）护理体检：注意生命体征，头部是否有外伤、瞳孔大小及对光反射情况、有无脑膜刺激征等。

3. 心理状况

长期反复发作性头痛的患者可能会存在焦虑、恐惧及抑郁心理，对于典型的偏头痛患者，头痛常达数小时至数天，患者常伴有焦虑、抑郁和失眠症状。

（二）护理诊断

疼痛：头痛与颅内外血管舒缩功能障碍或脑部器质性疾病等有关。

（三）护理预期目标

能运用正确的方法缓解疼痛，疼痛发作次数减少或程度减轻。

（四）护理措施

1. 运用缓解头痛的方法，保持身心安静

避免诱因，指导患者采用减轻头痛的方法如缓慢深呼吸、听轻音乐、引导式想象、气功疗法等，休息和睡眠可缓解头痛，保持环境安静、舒适，光线柔和，避免各种刺激，放松身心。还可用冷敷或热敷、理疗、按摩等方法。脑梗死患者头部禁用冷敷和冰袋，脑出血患者可头部降温。

2. 颅内压增高所致头痛患者的护理

（1）病房环境应安静，床头抬高 $15° \sim 30°$，头偏向一侧以防误吸，发生窒息。保持大便通畅，便秘者禁止灌肠。

（2）限制水分摄入，使用脱水剂，如 20% 甘露醇 250 mL。

（3）如出现瞳孔不等大、意识变化、呼吸不规律等脑疝先兆，及时通知医生救治。

3. 心理护理

对长期反复发作的头痛患者，要耐心解释，解除其思想顾虑，训练放松身心，缓解焦虑、紧张心理，鼓励患者积极配合治疗。

二、感觉障碍患者的护理

感觉障碍是指机体对各种形式的刺激（痛、温、触、压、位置、振动等）无感知、感知减退或异常的综合征。解剖学上将感觉分为内脏感觉、特殊感觉和一般感觉。人体一般感觉通常分为浅感觉（痛、温、触觉）、深感觉（运动觉、位置觉和振动觉）和复合感觉（实体觉、图形觉、两点辨别觉）等。

（一）护理评估

1. 健康史

询问患者有无感染、脑血管病变、脑和脊髓外伤、药物中毒、脑肿瘤、尿毒症、糖尿病等病变，有无情绪激动、睡眠不足、疲劳等诱因。有无认知、情感或意识行为方面的异常。

2. 身体状况

（1）典型感觉障碍的定位及临床特点（图 4-1）

①末梢型：表现为袜子或手套型痛、温、触觉减退，见于各种原因引起的多发性周围神经炎。

②节段型：脊髓某些节段的神经根病变产生受累节段的感觉缺失或感觉分离，如脊髓空洞症时的痛觉缺失，触觉存在，称为分离性感觉障碍。

③传导束型：感觉传导束损害引起病损以下部位的感觉障碍，其性质可为感觉缺失（内囊病变的偏身感觉缺失或减退，脊髓横贯性损害的截瘫型或四肢瘫型感觉缺失），感觉分离（脊髓半切综合征）。

④交叉型：脑干病变如延髓外侧和脑桥病变时，常产生病变同侧的面部和对侧身体的感觉缺失或减退。

⑤皮质型：病变损害大脑皮质感觉中枢（中央后回及旁中央小叶附近）某一部分，常常产生对侧的上肢或下肢分布的感觉障碍，称为单肢感觉缺失。皮质型感觉障碍的特点为精细性感觉障碍（实体觉、两点辨别觉、位置觉、图形觉等）。

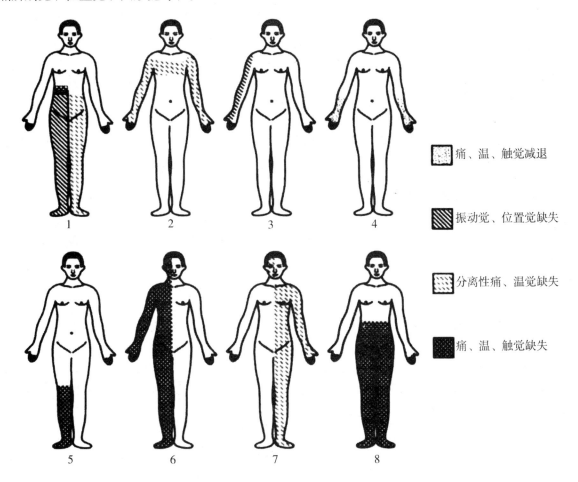

痛、温、触觉减退

振动觉、位置觉缺失

分离性痛、温觉缺失

痛、温、触觉缺失

图 4-1　感觉障碍的分布

1. 脊髓半切征；2. 髓内病变（脊髓空洞症）；3. 后根损害（C_5、C_6）；
4. 多发性神经炎；5. 癔症性感觉障碍；6. 右内囊病变；7. 延髓外侧综合征；8. 脊髓横贯性损伤

（2）伴随状况：可伴运动障碍及脑神经损害及冻伤、烫伤、撞伤等。

3. 心理状况

患者常因自己的感觉异常而感到焦虑、恐惧，患者及家属心理负担重。

（二）护理诊断

1. 感知紊乱

与感觉传导受损有关。

2. 有皮肤完整性受损的危险

与神经性病变导致皮肤感觉丧失有关。

（三）护理预期目标

（1）患者能适应感觉障碍的状态，感觉障碍减轻或逐渐消失。

（2）感觉障碍的部位不发生损伤。

（四）护理措施

1. 消除感觉异常，防止意外发生

（1）对患者的异常感觉加强沟通、解释病情。

（2）指导患者及家属进行自我护理并防止意外的发生，避免高温或过冷刺激，慎用热水袋或冰袋，如需用热水袋，应外包毛巾，水温不宜超过50℃，注意避免烫伤。对感觉过敏的患者，尽量减少不必要的刺激。有深感觉障碍患者活动时防止跌倒及外伤。每天用温水擦洗感觉障碍的部位，以促进血液循环和感觉恢复。给患者做感觉运动训练，用砂纸、毛线刺激触觉，用冷水、温水刺激温觉，用针尖刺激痛觉等。

2. 皮肤护理

衣服应柔软，避免搔抓、重压防损伤及感染，学会用健肢对患肢擦浴、按摩、处理日常生活，定时改变体位避免局部长期受压。

3. 心理护理

应关心患者，主动协助日常生活活动，帮助患者克服紧张、恐惧心理或烦躁情绪；加强与患者沟通，取得患者信任，积极配合治疗和训练。

三、运动障碍患者的护理

运动障碍可分为瘫痪、不随意运动及共济失调等。本节主要介绍瘫痪。肌力下降或丧失所致的运动障碍称为瘫痪，系运动神经元损害引起。肌力完全丧失而不能运动者为完全性瘫痪，而保存部分运动功能者为不完全瘫痪。

（一）护理评估

1. 健康史

询问患者有无脑和脊髓的感染、脑血管病变、肿瘤、外伤、中毒及脑先天性畸形等病变。

2. 身体状况

（1）瘫痪性质：按病变的部位，凡是二级运动神经元以上部位的传导束或一级运动神经元病变引起的瘫痪为上运动神经元性瘫痪；二级运动神经元和该神经元发出的神经纤维病变所引起的瘫痪为下运动神经元性瘫痪。两者的区别见表4-1。

表4-1 上、下运动神经元性瘫痪的区别

	上运动神经元性瘫痪	下运动神经元性瘫痪
瘫痪分布	以整个肢体为主（如单瘫、偏瘫、截瘫等）	以肌群为主
肌张力	增高	降低
腱反射	增强	减弱或消失
病理反射	有	无
肌萎缩	无或轻度失用性萎缩	明显
肌束颤动	无	有
神经传导	正常	异常

（2）瘫痪程度：肌力是受试者主动运动时肌肉收缩的力量，按6级（0～5级）肌力记录法进行评估。0级完全瘫痪，肌肉无收缩。1级肌肉可轻微收缩，但不能产生动作。2级肢体能水平移动，但不能抬起。3级肢体能抵抗重力而抬离床面，但不能对抗阻力。4级肢体能做抗阻力的运动，但未达正常。5级正常肌力。

（3）瘫痪的类型（图4-2）

①单瘫：单个肢体的运动不能或运动无力，多为一侧上肢或一侧下肢。病变部位为大脑半球、脊髓前角细胞、周围神经或肌肉等。

②偏瘫：一侧面部和肢体瘫痪，常伴瘫痪侧肌张力增高、腱反射亢进和病理征阳性等体征。常见于一侧大脑半球病变，如内囊出血、脑梗死等。

③交叉性瘫痪：为病变侧脑神经麻痹和对侧肢体的瘫痪。中脑病变时出现病侧动眼神经麻痹，对侧肢体瘫痪；脑桥病变时出现病侧外展神经、面神经麻痹和对侧肢体瘫痪；延脑病变时出现病侧舌下神经

麻痹和对侧肢体瘫痪。此种交叉性瘫痪常见于脑干肿瘤、炎症和血管性病变。

④四肢瘫痪：四肢不能运动或肌力减退。见于高颈段脊髓病变和周围神经病变（如急性感染性多发性神经炎）等。

⑤截瘫：双下肢瘫痪称为截瘫，常见于脊髓胸腰段的炎症、外伤、肿瘤等引起的脊髓横贯性损害。

⑥局限性瘫痪：指某一神经根支配的某些肌群的无力，如单神经病变、局限性肌病等。

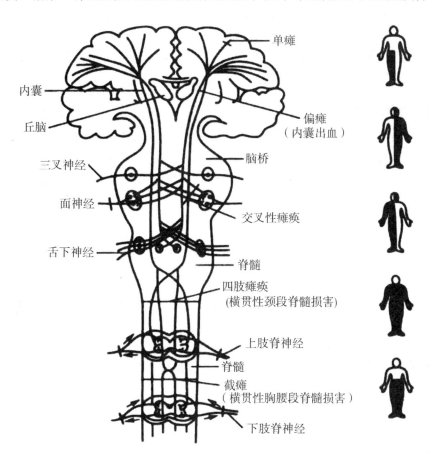

图 4-2　瘫痪的类型

3. 心理状况

患者因瘫痪导致生活不能自理而产生急躁、焦虑、抑郁、悲观等情绪。

（二）护理诊断

1. 躯体活动障碍

与运动神经元受损引起瘫痪有关。

2. 有废用综合征的危险

与肢体瘫痪而不能活动有关。

（三）护理预期目标

（1）运动障碍程度减轻或去除。

（2）配合运动训练，促进运动功能恢复。

（四）护理措施

1. 协助患者进行生活、安全护理

（1）评估患者运动障碍的性质、程度及定位，评估患者生活自理能力缺陷的程度。保持皮肤和床褥清洁、干燥，做好皮肤护理，指导患者学会和配合使用便器，定时协助患者翻身、叩背，预防呼吸道、泌尿道感染和便秘，加强安全教育，避免坠床、跌伤、烫伤等。

（2）鼓励患者表达自己的感受，鼓励患者做力所能及的事情，增强自我照顾的能力与信心。

2. 促进运动功能恢复

（1）护士配合家属按计划指导患者进行瘫痪肢体的功能锻炼。重视早期康复干预，及早进行被动运动，加强患肢的刺激，保持患肢处于功能位，进行体位变换和床上运动训练（如起坐训练）。

（2）恢复期患者进行移动训练和日常生活活动训练。

（3）可选择针灸、理疗、按摩等综合康复治疗。

3. 心理护理

尊重患者，鼓励患者表达自己的感受，指导患者克服焦虑、悲观情绪，鼓励患者克服康复训练中出现的不良情绪，增强自信心和自我照顾能力。

四、意识障碍患者的护理

意识是机体对自身和周围环境的刺激所做出应答反应的能力。意识障碍是对外界环境刺激缺乏反应的一种精神状态，可表现为觉醒度下降和意识内容的改变，临床上可通过患者的言语反应、对疼痛的刺激反应、瞳孔对光反射、吞咽反射、角膜反射等来判断意识障碍的程度。

（一）护理评估

1. 健康史

询问有无神经系统炎症、脑血管疾病、颅内占位性病变、全身感染性疾病、心血管疾病、内分泌与代谢性疾病、中毒性疾病等。

2. 身体状况

（1）以觉醒度改变为主的意识障碍分为嗜睡、昏睡、昏迷。昏迷又分为浅昏迷和深昏迷，昏迷是最严重的意识障碍，也是病情危重的信号。

（2）以意识内容改变为主的意识障碍包括意识模糊和谵妄状态。

（3）特殊类型的意识障碍有去皮层综合征、无动性缄默症、植物状态。

3. 心理状况

急性意识障碍患者常常给家属带来恐惧不安，慢性意识障碍患者行为意识紊乱，家属可产生厌烦心态和不耐心的言行。

（二）护理诊断

急性意识障碍与脑部病变、功能受损有关。

（三）护理目标

意识障碍无加重或神志清楚。

（四）护理措施

（1）给予高维生素、高热量饮食，定时翻身、叩背，防止压疮。做好口腔、大小便护理，预防口腔和尿路感染。

（2）保持呼吸道通畅，防止窒息、误吸或肺部感染。如癫痫发作时可引起气道梗阻或误吸。谵妄躁动的患者处于侧卧位，床旁安装护栏，防止坠伤、自伤和伤人。

（3）判断意识障碍程度，严密观察生命体征、瞳孔、意识的变化、角膜反射等，预防消化道出血和脑疝发生。

（4）心理护理

多与家属沟通，解释患者病情进展情况，消除家属的焦虑、紧张等情绪。

（五）小结

神经系统疾病病情复杂，死亡率和致残率高，易发生多种并发症。头痛是最常见的症状之一，脑血管扩张所致头痛可冷敷，脑梗死患者头部禁冷敷，颅内压增高所致头痛要保持大便通畅；感觉障碍者有受伤的危险，注意避免接触温度过高或过低的物体；瘫痪患者评估的重点是瘫痪的性质和肢体的肌力。意识障碍患者主要评估昏迷程度，观察生命体征、瞳孔变化等，预防并发症。

第二节　周围神经疾病的护理

周围神经系统由除嗅神经与视神经以外的 10 对脑神经和 31 对脊神经及周围自主神经系统组成。周围神经疾病原因多样，发病机制包括以下 5 方面：前脚细胞和运动神经破坏、结缔组织病变压迫、自身免疫性周围神经病、中毒性和营养缺乏病变、遗传代谢性疾病。周围神经疾病常表现为感觉障碍、运动障碍、自主神经障碍、腱反射减弱或消失等。

一、贝尔麻痹患者的护理

贝尔麻痹（Bell Palsy）是指面神经管内段面神经的一种急性非特异性炎症所致的周围性面瘫，又称为急性特发性周围性面神经麻痹。为临床发生面瘫的常见原因。Bell 麻痹给患者造成严重的心身障碍。如果为永久性完全性面瘫，不注意保护角膜，容易造成角膜溃疡而导致失明。

Bell 麻痹的病因与发病机制尚未完全阐明。受凉、感染、中耳炎、茎乳孔周围水肿及面神经在面神经管出口处受压、缺血、水肿等均可引起发病。其病理改变除局部神经水肿外，严重者并发髓鞘脱失、轴突变性。Bell 麻痹的预后取决于病情的严重程度及处理是否及时适当。

（一）治疗原则

改善局部血液循环，减轻面神经水肿，缓解神经受压，促使功能恢复。

（1）急性期应尽早使用糖皮质激素，可用泼尼松或地塞米松，并用大剂量维生素 B_1、B_6 肌注。还可采用红外线照射。若为带状疱疹引起者，可口服阿昔洛韦。眼裂不能闭合者，可根据情况使用眼膏、眼罩以保护角膜。

（2）恢复期进行面肌的被动或主动运动训练，也可采用理疗、针灸、高压氧等治疗。

（3）对自愈较差的高危患者可行面神经减压手术，以争取恢复的机会。

（二）护理评估

1. 健康史

询问患者有无受凉、感染、中耳炎、面部长时间吹冷风等情况，了解患者有无病毒感染、自主神经功能失调等情况。

2. 身体状况

本病发病年龄多见于 20 ~ 40 岁，男性比女性略多。一般为急性发病，常于数小时或 1 ~ 3 天内症状达高峰。

（1）表情肌瘫痪：主要表现为患侧面部表情肌瘫痪，额纹消失，不能皱额蹙眉；眼裂闭合不能或闭合不完全；闭眼时双眼球向外上方转动，露出白色巩膜，称为贝尔征；病侧鼻唇沟变浅，口角下垂；示齿时口角偏向健侧，不能吹口哨和鼓腮等。

（2）其他表现：病初可有麻痹侧耳后或下颌角后疼痛，面神经病变在中耳鼓室段者可出现讲话时回响过度和病侧舌前 2/3 味觉缺失。影响膝状神经节者，还可出现患侧乳突部疼痛，耳郭与外耳道感觉减退，外耳道或鼓膜疱疹，称为 Hunt 综合征。

3. 心理状况

患者突然出现面部肌肉瘫痪，自身形象改变，不敢出现在公众场所，容易导致焦虑、急躁等情绪。

4. 实验室及其他检查

面神经传导检查对早期（起病后 5 ~ 7 天）面神经完全瘫痪者的预后判断是一个有效的检查方法。

（三）护理诊断

身体意象紊乱与面神经麻痹所致口角歪斜等有关。

（四）护理措施

1. 一般护理

急性期注意休息，防风、防寒，尤其患侧耳后茎乳孔周围应予保护，预防诱发。外出时可戴口罩，系围巾。清淡饮食，避免粗糙、干硬、辛辣食物，有味觉障碍的患者应注意食物的冷热度，以防烫伤口腔黏膜。

2. 对症护理

眼睑不能闭合或闭合不全者予以眼罩、眼镜防护，或用眼药水预防感染，保护角膜。指导患者饭后及时漱口，清除口腔患侧滞留食物，保持口腔清洁，预防口腔感染。

3. 功能训练

指导患者早期开始面肌的主动与被动运动。可对着镜子做皱眉、举额、闭眼、露齿、鼓腮和吹口哨等动作，每天数次，每次 5 ~ 15 min，并辅以面肌按摩。

4. 心理护理

指导患者克服焦躁情绪和害羞，正确对待疾病，积极配合治疗。鼓励患者表达心理感受和对疾病预后担心的真实想法。告诉患者本病大多预后良好。与患者交谈应语气柔和、态度和蔼，避免伤害患者自尊。

（五）健康教育

1. 疾病知识指导

清淡软食，保持口腔清洁，预防口腔感染；保护角膜，防止角膜溃疡；面瘫未恢复时注意用围巾或高领风衣遮挡。

2. 生活指导

嘱患者保持健康心态，生活有规律，避免面部长时间吹冷风、受凉等。

3. 康复指导

遵医嘱理疗或针灸；保护面部，避免过冷刺激，掌握面肌功能训练的方法，坚持每天数次面部按摩运动。

（六）小结

贝尔麻痹一般急性发病，主要临床表现为表情肌瘫痪，急性期应用糖皮质激素，恢复期可进行运动训练，面神经传导检查可帮助估计预后。护理中应重视饮食护理，功能训练。

二、急性感染性多发性神经炎患者的护理

急性感染性多发性神经炎又称格林－巴利综合征（guillain-barre syndrome，GBS），为急性或亚急性起病，大多可恢复，多发性脊神经根（或伴脑神经）受累。病因和发病机制尚不明，目前多认为 GBS 是免疫介导的迟发性自身免疫性疾病。病变主要在脊神经根和脊神经，常累及脑神经，起病前可有感染史，临床特征为急性四肢对称性弛缓性瘫痪，脑脊液检查有蛋白细胞分离现象。

治疗原则主要包括辅助呼吸、病因治疗、对症和预防并发症。本病的主要危险是呼吸肌麻痹，呼吸肌麻痹的抢救是增加本病治愈率、降低病死率的关键，病因治疗方法有：①血浆置换疗法可直接去除血浆中的致病因子，减轻临床症状，缩短呼吸机使用时间，减少并发症。②应用大剂量免疫球蛋白治疗急性期病例，可获得与血浆置换治疗相近的疗效。③近年来，糖皮质激素多已不主张应用，可对症治疗如神经滋养药物的应用、防治感染、维持水电解质平衡；给予营养丰富并易于消化的饮食等。

本病预后大多良好，多数病例 2 个月至 1 年内可完全或接近完全康复；少数病例病情发展迅速，主要死因为呼吸肌麻痹、肺部感染及心力衰竭。

（一）护理评估

1. 健康史

应注意询问患者起病前 1 ~ 4 周有无呼吸道或消化道感染症状或预防接种史，有无带状疱疹、流行性感冒、水痘、腮腺炎、病毒性肝炎病史。了解既往健康状况。

2. 身体状况

（1）主要表现：起病突然，进展迅速。

①运动障碍：首发症状常为四肢对称性无力，自远端向近端发展或相反，或远近端同时受累，瘫痪

为弛缓性，可累及躯干。病变累及肋间肌及膈肌而致呼吸肌麻痹，可引起呼吸困难、发绀。脑神经损害以双侧周围性面瘫常见，尤其在成年人；儿童以舌咽、迷走神经麻痹为多见，可有吞咽困难、喝水发呛、声音嘶哑等表现。

②感觉障碍：一般较轻或可缺如，表现为肢体远端感觉异常，如麻木、针刺感，或呈手套、袜套样感觉缺失或减退。

③自主神经功能损害：可有多汗、皮肤潮红、手足肿胀及营养障碍，严重病例可有心动过速、体位性低血压等，是病情危重的标志。直肠和膀胱括约肌功能多无影响。

（2）护理体检：观察患者有无生命体征改变及吞咽情况和营养状况。检查运动障碍和感觉障碍的程度及分布范围，可出现面肌瘫痪、吞咽困难及呼吸困难等体征。

3. 心理状况

因突然发病、进展迅速，肢体运动障碍、皮肤感觉异常，患者常情绪紧张、焦虑不安。若病情加重，出现呼吸困难、吞咽障碍，患者担心预后，可出现恐惧、悲观失望等情绪。

4. 实验室及其他检查

腰椎穿刺取脑脊液检查，典型的脑脊液改变为细胞数正常而蛋白质明显增高（为神经根炎症反应），称蛋白细胞分离现象，是本病的重要特征，在起病后第3周最明显。

（二）护理诊断

1. 低效型呼吸型态

与呼吸肌麻痹有关。

2. 躯体活动障碍

与四肢肌肉进行性瘫痪有关。

3. 恐惧

与呼吸困难、濒死感或害怕气管切开有关。

4. 潜在并发症

肺部感染。

（三）护理预期目标

（1）能够进行有效呼吸，呼吸困难缓解。

（2）肢体功能逐步恢复，生活能自理。

（3）恐惧减轻或消除，情绪稳定。

（4）不发生肺部感染。

（四）护理措施

1. 维持有效呼吸

（1）保持病室通风良好，环境温度、湿度适宜，协助患者选择最佳的呼吸姿势和体位，及时清除呼吸道分泌物，必要时吸痰，保持呼吸道通畅。

（2）评估患者呼吸肌麻痹的程度，严密观察患者呼吸频率、节律和深度的变化，观察血压、脉搏、动脉血氧饱和度及情绪变化，听诊肺部呼吸音，呼吸肌轻度麻痹患者应及早给予吸氧。准备气管切开包及机械通气设备，如发生呼吸肌麻痹出现呼吸费力、出汗、口唇发绀等缺氧症状，肺活量降至正常的25%～30%，血氧饱和度降低，$PaO_2 < 70\ mmHg$时，遵医嘱及早使用人工呼吸机。

（3）使用呼吸机期间应加强护理，按医嘱随时调整呼吸机各种指标，改善通气；经常检查呼吸机连接部位有无漏气、阻塞、管道有无受压及扭曲；定时气管内滴药和气道雾化；定时翻身、拍背，及时吸痰。密切观察患者运动和感觉功能障碍的分布范围和呼吸功能的恢复情况，及时记录。

2. 促进肢体功能恢复

（1）帮助患者采取舒适卧位，向患者和家属说明翻身和肢体运动的重要性，每2h翻身一次；协助按摩，以促进局部血液循环。发病早期应卧床休息、避免因活动加重病情，延髓麻痹不能吞咽的进食者给予鼻饲流质，给予高蛋白、高维生素、高热量且易消化的流质饮食，多食水果、蔬菜，补充足够的水分，维持水、电解质平衡，进食及食后 30 min 抬高床头，以免误吸。

（2）协助患者被动运动，保持肢体轻伸展，维持运动功能，保持瘫痪肢体功能位，防止足下垂、肢体关节畸形，给患者提供必要的辅助设施，鼓励恢复期及时锻炼，促进肢体功能恢复，防止深静脉血栓形成、肢体挛缩和肌肉失用性萎缩。

（3）按医嘱正确给药，注意观察药物的疗效和不良反应，使用糖皮质激素时，应注意消化道出血，防止应激性溃疡，慎用镇静安眠类药物，以免掩盖或加重病情。

3. 保持情绪稳定

（1）加强床边护理，及时了解患者的心理状况，主动关心和安慰患者，耐心倾听患者感受，使其情绪稳定；讲解疾病的特点和气管切开及机械通气的重要性，介绍本病的治疗措施和预后，使患者积极配合治疗。

（2）加强巡视，保证各项护理操作技术熟练、准确实施，增加患者安全感和治疗信心。

4. 并发症的护理

每 2 h 翻身叩背一次，鼓励患者深呼吸和有效咳嗽，痰液黏稠可超声雾化吸入；吸痰时严格无菌操作，按医嘱使用抗生素。

（五）健康教育

1. 生活指导

增强抵抗力，避免受凉、雨淋、疲劳和创伤等诱因。

2. 疾病知识指导

向患者及家属介绍本病的基本知识，帮助患者正确认识所患疾病和预后，掌握自我护理方法，树立战胜疾病的信心。预防压疮、呼吸道感染、深静脉血栓形成等并发症。

3. 康复指导

对恢复期患者加强肢体功能锻炼和日常生活活动训练，坚持肢体被动和主动运动，保持关节的最大活动度，督促患者坚持长期锻炼。锻炼中应有人陪同，防止受伤。

（六）小结

急性感染性多发性神经炎是急性或亚急性起病，多可恢复正常的多发性脊神经根或脑神经受累。多数患者发病前有呼吸道感染史，以四肢对称性、迟缓性瘫痪为首发症状，有末梢型感觉障碍和周围性面神经麻痹。脑脊液检查的典型表现有蛋白细胞分离现象。急性期给予营养丰富易于消化的饮食，对重症患者给予吸氧或辅助呼吸，保持呼吸道通畅，做好生活护理，指导患者和家属进行康复锻炼。

第三节　急性脑血管疾病的护理

脑血管疾病（cerebral vascular diseases，CVD）是由各种血管源性脑病引起的脑功能障碍。临床上以急性脑血管疾病多见。脑卒中（Stroke）指脑血管疾病患者，因各种诱发因素引起脑内动脉狭窄、闭塞或破裂，而造成的急性脑血液循环障碍，临床上表现为一次性或永久性脑功能障碍的症状和体征，脑卒中分为缺血性脑卒中和出血性脑卒中。脑血管疾病与心血管疾病、恶性肿瘤构成人类的三大致死疾病，本病死亡率约占所有疾病的 10%。我国城市居民死因中脑卒中居首位。本病起病急，死亡率、致残率和复发率高，已经成为严重危害中老年人生命与健康的主要公共卫生问题。

常见病因有血管壁病变（高血压性动脉硬化和动脉粥样硬化最常见）、血液流变学异常及血液成分改变（如血液黏滞度增高、凝血机制异常）、心脏病和血流动力学异常（如血压急骤波动、风湿性心脏瓣膜病、心房纤颤）等。高血压、心血管病、糖尿病及短暂性脑缺血发作（TIA）是脑血管病发病的最重要的危险因素，以高血压脑动脉硬化所致脑出血最常见。高脂血症、吸烟与酗酒、肥胖、体力活动少、口服避孕药、饮食因素等与脑血管发病有密切关系，属于可干预的，高龄、性别、种族、家族遗传史属于不可干预的危险因素。

按神经功能缺失持续时间，不足 24 h 称短暂性脑缺血发作，超过 24 h 称脑卒中；按病理性质本病可分为缺血性卒中和出血性卒中两大类，前者又称为脑梗死，包括脑血栓形成和脑栓塞；后者包括脑出血和蛛网膜下腔出血。

一、短暂性脑缺血发作患者的护理

短暂性脑缺血发作（transient ischemic attack，TIA）是指颅内血管病变引起短暂性、局灶性、可逆性神经功能障碍，可反复发作，常为某些急性脑血管疾病的先兆表现。

治疗原则是去除病因和诱因，减少及预防复发，保护脑功能。药物治疗多采用抗血小板聚集药物（如阿司匹林、噻氯吡啶、氯吡格雷等）、抗凝药物（肝素和低分子肝素和华法林）、钙拮抗剂（尼莫地平、盐酸氟桂利嗪等）、中药等。

（一）护理评估

1. 健康史

应重点询问患者有无动脉硬化病史，有无高血压、心脏病、糖尿病、高脂血症等。发病前有无血压明显升高、急剧的头部转动和颈部伸屈、严重失水等血流动力学改变的情况。

2. 身体状况

（1）主要表现：好发于中老年男性，发作突然，历时短暂，一般 10 ~ 15 min，多在 1 h 内恢复，最长不超过 24 h。常反复发作，每次发作的症状基本相同。颈内动脉系统受累以单眼或大脑半球症状为主。如黑蒙、面部或肢体无力等；椎 – 基底动脉系统受累表现为眩晕、发作性跌倒、短暂性全面遗忘症、双眼视力障碍，但可完全恢复，不留后遗症。

（2）护理体检：多数患者意识障碍程度轻且短暂，生命体征一般无明显改变。神经系统体征视脑血管病变的部位和范围而异。颈内动脉系统血管阻塞出现病变对侧不同程度及范围的偏瘫、偏身感觉障碍和对侧同向偏盲，优势半球受累可出现失语；椎 – 基底动脉系统阻塞多有交叉瘫、共济失调、眼球震颤、吞咽及发音困难等。

3. 心理状况

患者因突然发病或反复发作，常使患者产生紧张、焦虑和恐惧情绪。

4. 实验室及其他检查

血脂、血液流变学检查，可发现血黏度增高及血小板聚集性增加。

（二）护理诊断

1. 有受伤的危险

与突发眩晕、平衡失调及一过性失明有关。

2. 潜在并发症

脑血栓形成。

3. 知识缺乏

缺乏本病防治知识。

（三）护理措施

1. 一般护理

（1）合理休息与运动，避免跌倒和受伤。

（2）发作时卧床休息，仰头或头部转动时应缓慢，动作轻柔，转动幅度不宜过大。

（3）频繁发作的患者应避免重体力劳动。

2. 用药护理

（1）阿司匹林宜饭后服用，并注意观察有无上消化道出血征象。

（2）应用盐酸噻氯吡啶应定期监测血象。

（3）使用抗凝药应密切观察有无出血倾向。

（四）健康教育

1. 疾病知识指导

积极治疗原发病，生活规律，根据身体情况适当参加体育锻炼。戒烟少饮酒，定期门诊复查。应避免各种引起循环血量减少、血液浓缩的因素，以防诱发脑血栓。

2. 饮食指导

给予低脂、低胆固醇、低盐饮食，忌刺激性及辛辣食物，多食用谷类和鱼类、新鲜蔬菜、水果、豆类和坚果等，避免暴饮暴食。

3. 用药指导

在抗凝药物治疗期间，应观察有无出血倾向。坚持按医嘱服药，不可随意停药或换药。

（五）小结

短暂性脑缺血发作是指颅内血管病变引起短暂性、局灶性、可逆性神经功能障碍。临床症状一般持续 10 ~ 15 min，多在 1 h 内缓解，最长不超过 24 h，可反复发作。诊断主要依靠病史。治疗以抗血小板聚集药物为主，对患者做好疾病知识、饮食、用药指导。

二、脑梗死患者的护理

脑梗死（cerebral infarction，CT）又称缺血性脑卒中（cerebral ischemic stroke）是由于脑部血液循环障碍，缺血、缺氧所致局限性脑组织的缺血性坏死或软化。临床上最常见的有脑血栓形成和脑栓塞。脑血栓形成（cerebral infarction）在脑血管病中最为常见，是指颅内外供应脑组织的动脉血管壁发生病理改变，血管腔变窄形成血栓，造成脑局部急性血流中断，组织缺血缺氧，出现相应的神经系统症状和体征。脑栓塞（cerebral embolism）是指各种栓子沿血液循环进入脑动脉，引起急性血流中断出现相应供血区脑组织缺血、坏死及脑功能障碍。脑卒中患者应收入脑卒中单元。脑血栓形成急性期治疗原则是针对病因积极治疗，早期溶栓、防治脑水肿、抗凝治疗、抗血小板凝集及脑保护治疗，采用个体化原则。多数患者经过积极的康复锻炼，均可恢复部分生活、工作能力或基本上完全康复。脑栓塞治疗原则与脑血栓形成相同，积极治疗原发病，消除栓子，预防复发是重要环节。

（一）护理评估

1. 健康史

应重点询问患者有无动脉硬化，高血压、心脏病、糖尿病、高脂血症及短暂性脑缺血发作等病史；有无风湿性心瓣膜病、感染性心内膜炎及心肌梗死等病史；询问患者有无头痛、头晕、肢体麻木等反复发作的前驱症状；目前的治疗和用药情况以及生活习惯，有无烟酒嗜好，是否长期摄入高盐、高动物脂肪；有无家族脑卒中病史。

2. 身体状况

（1）主要表现

①脑血栓形成：好发于有动脉硬化、糖尿病、高脂血症的中老年人。起病缓慢，先有头痛、眩晕、肢体麻木或短暂性脑缺血发作等前驱症状，常在睡眠或安静休息时发病，次晨发现不能说话，一侧肢体瘫痪，语言障碍。多数患者意识清楚。

②脑栓塞：为脑血管疾病中起病最快的一种。发病年龄不一，风心病引起者以中青年为多，冠心病引起者多为中老年人，多无前驱症状，多在活动中起病，起病急骤，瞬间即达高峰是本病的特征。在数秒钟或短暂的时间内症状发展到高峰，意识障碍常较轻且恢复快，神经系统表现取决于栓塞的血管部位。严重者可发生脑疝。

（2）护理体检：脑血栓形成常见体征为失语、偏瘫、偏身感觉障碍等。脑栓塞常见体征为抽搐、偏瘫、偏盲、偏身感觉障碍。

3. 心理状况

部分患者有高血压、心血管病、糖尿病等病史，患者精神处于长期紧张状态，常常对自己的处境过分担忧。发病后可影响工作及生活，瘫痪常导致患者自卑、消极；感觉障碍、生活自理缺陷、失语、社会支持差别常使患者性情急躁。

4. 实验室及其他检查

（1）CT：脑梗死最常用的检查，发病当天，尤其是 6 h 内多无异常发现。24 h 以后梗死区出现低密度影像。

（2）MRI：早期清晰显示缺血组织的部位、范围等。

（3）其他检查：脑脊液检查多正常。脑血管造影可显示血栓形成的部位、程度及侧支循环，但不作为脑梗死的常规检查。可查血常规、血糖、血脂、血液流变学、心电图等。

（二）护理诊断

1. 躯体活动障碍

与偏瘫或平衡协调能力下降有关。

2. 生活自理缺陷

与肢体瘫痪、活动功能障碍有关。

3. 语言沟通障碍

与大脑语言中枢功能受损有关。

4. 吞咽障碍

与意识障碍或延髓麻痹有关。

（三）护理预期目标

（1）患者逐渐恢复活动功能，躯体活动能力逐渐增强。

（2）生活自理能力逐步提高或恢复到原来日常生活自理水平。

（3）能使用有效的沟通方式表达需要，语言表达能力逐渐恢复正常。

（4）能安全进食，保证营养成分的摄入。

（四）护理措施

1. 防止加重脑缺血，促进瘫痪肢体功能恢复，增强自我护理能力

（1）急性期患者应绝对卧床休息，避免搬动，一般取平卧位，头部禁用冷敷，防止脑血流量减少。

（2）定时监测生命体征和意识、瞳孔变化，及时发现有无脑缺血加重的征象，若出现头痛、呕吐、血压增高等颅内压增高症状及时与医生联系并积极配合处理。

（3）用药护理：常联合应用溶栓、抗凝、脑代谢活化剂等多种药物治疗，护士应解释各类药物的作用、不良反应及注意事项，指导患者遵医嘱正确用药。①早期溶栓治疗适用于脑血栓发病 6 h 以内的超早期患者。常用的溶栓药物有尿激酶、链激酶、组织型纤溶酶原激活剂。抗凝治疗目前多用低分子肝素，副作用较肝素小，溶栓和抗凝治疗期间应密切观察有无皮肤黏膜和内脏出血，尤其是颅内出血，并定时做出血时间、凝血时间测定，备有维生素 K_1 等阻断剂，以便于出血并发症的处理。②梗死面积较大伴脑水肿时，可出现颅内压增高症状，常用 20% 甘露醇 250 mL 静滴，并加用激素如地塞米松。甘露醇有肾损伤作用，应注意检测肾功能，心肾功能不全时慎用。应用激素应警惕继发感染和消化道出血。③抗血小板凝集剂常用药物有阿司匹林，目前主要使用小剂量，有消化性溃疡或出血性疾病者应禁用。此外还有噻氯吡啶、双嘧达莫、氯比格雷等。④应用扩血管药物时应在脑水肿已基本消退，滴速宜慢，并注意血压变化。⑤可用脑保护剂，药物可用胞磷胆碱、纳洛酮等。也可应用丹参等中药改善脑血流，减低血液黏度。

（4）心理护理：加强与患者的沟通，建立良好的护患关系，营造舒适的休养环境，为患者提供表达感情的机会，关心尊重患者，增加患者战胜疾病的信心，保持乐观情绪、克服急躁、焦虑、抑郁等情绪，重视对精神情绪变化的监控，动员家庭和社会支持关心、帮助患者，积极配合治疗及康复训练，争取最大程度的功能恢复。

（5）生活护理：将日常用品和呼叫器置于患者健侧随手可及处，以方便患者随时取用；协助卧床患者定时翻身、叩背，按摩关节和骨隆突部位，保持皮肤清洁，及时更换衣服、床单，指导患者学会配合和使用便器，养成定时排便的习惯，保持大便通畅。

（6）康复护理：与患者和家属共同制定康复训练内容，讲解早期康复的重要性，强调合理、适度、循序渐进。急性期是康复的关键阶段，重视患侧的刺激，保持关节的功能位，防止关节变形。进行适当的肢体被动运动，防止肌肉痉挛和静脉血栓形成。逐渐增加肢体活动量，及早对瘫痪肢体进行按摩和被动运动，积极进行起坐锻炼，仰卧位伸手、抬腿、大小关节伸屈转动、教会患者和家属锻炼和翻身的技巧，逐步实现站立、下蹲、行走，同时训练手的精细动作，手腕的屈伸、手的抓握、解扣、翻书报、使用勺筷等日常生活技能，辅助针灸、按摩、理疗等，促进肢体运动功能的恢复。

2. 指导患者安全进食，保证营养成分的摄入

（1）协助患者采取舒适体位，尽量让其取坐位或半卧位，保持心情愉快。

（2）给患者提供高蛋白、高维生素食物，避免粗糙、干硬、辛辣的食物。可少量多餐，指导家属喂饭技巧，为患者提供充足的进餐时间，以保证进食量和摄取足够的营养。对能吞咽的患者鼓励并协助其自行进食；面肌麻痹患者，应将食物送入健侧的舌后部，喂药前将药片碾碎，以便吞咽。

（3）进餐期间保持环境安静，以免分散患者注意力。有吞咽困难及呛咳者要加强吞咽功能训练，进食时，嘱患者不要讲话，饮水时避免误吸。若患者呛咳、呕吐或误吸要让患者取头侧位，及时清理呕吐物及分泌物，确保患者呼吸道通畅，预防窒息和吸入性肺炎。床旁备好吸引装置，以备使用。

（4）患者不能吞咽、不能进食可遵医嘱胃管鼻饲，做好留置胃管的护理。

3. 逐渐能进行有效的沟通，语言表达能力逐渐恢复正常

（1）心理护理：关心、体贴、尊重患者，鼓励患者大声说话，鼓励家属与患者交谈，应耐心缓慢和患者交流解释，营造良好的语言交流环境。

（2）康复训练：与患者和家属共同讨论制订语言训练计划，指导患者采取多种简单有效的双向沟通方式进行交流如体态语言、手势、书写方式等，进行语言康复训练，从简单到复杂，与非语言沟通相结合，与家属、语言治疗师相配合，积极取得患者的配合和参与，循序渐进，可先从单字到单词再到短语。采取各种形式刺激患者发音。

（五）健康教育

1. 疾病知识指导

向患者和家属介绍本病的基本病因、主要危险因素，对短暂性脑缺血发作要积极治疗，以减少脑血栓形成。积极治疗原发病，如高血压、动脉硬化、糖尿病、心脏病等，防止反复发作。能掌握本病的防治措施和自我护理方法。

2. 生活指导

生活起居有规律，改变不良的饮食及生活方式，以高蛋白、低脂、低盐、低胆固醇、高维生素的清淡饮食为主，多吃蔬菜和水果，适当运动，戒烟限酒。气候变化防止感冒。

3. 康复指导

指导患者和家属掌握康复治疗知识，对偏瘫及语言康复功能训练的基本方法要长期坚持进行，克服急于求成心理。

4. 定期复查

嘱患者按医嘱服药，定期复查血糖、血脂、血压情况，如出现先兆情况，及早就医。

（六）小结

脑血栓形成是脑梗死中最常见的临床类型，最常见的病因是动脉粥样硬化。好发于中老年人，多在安静状态下或睡眠中起病。头颅 CT 于发病 24 h 后梗死区出现低密度灶。脑栓塞最常见病因是心源性栓子，是起病速度最快的脑血管病。重视超早期（发病 6 h 内）和急性期的处理，溶解血栓和保护脑功能为关键。护理中要重视饮食、药物、康复护理。

三、脑出血患者的护理

脑出血（intracerebral hemorrhage，ICH）是指非外伤性的脑实质内出血，占急性脑血管疾病的 20% ～ 30%，目前发病有年轻化的趋势。最常见病因是高血压并发细小动脉硬化。发病多在长期高血压或动脉硬化等

脑血管病变的基础上，因情绪改变、用力等诱因使血压骤升所致。以大脑中动脉深支豆纹动脉破裂最为常见，故脑出血多在基底节、内囊和丘脑附近（图4-3）。

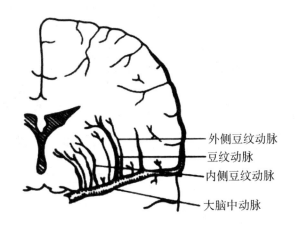

外侧豆纹动脉
豆纹动脉
内侧豆纹动脉
大脑中动脉

图 4-3 基底节区的大脑中动脉分支

急性期治疗原则是防止再出血、控制脑水肿、维持生命功能和防治并发症。恢复期治疗促进神经机能恢复。

（一）护理评估

1. 健康史

重点询问既往有无高血压、动脉粥样硬化、颅内动脉瘤、脑血管畸形、出血性疾病史；发病前有无情绪紧张、兴奋、用力、排便、酒后等诱发因素存在；了解患者的生活饮食习惯；有无本病的家族脑卒中病史。

2. 身体状况

（1）主要表现：好发于50岁以上中老年人，冬春季发病率较高。多在动态下如白天体力活动、情绪紧张、兴奋、排便、用力时突然发病，一般在数分钟至数小时达高峰。严重者可因脑疝形成死亡。急性期主要症状有头痛、呕吐、迅速出现意识障碍，呼吸深沉带有鼾声，可伴大小便失禁，内囊出血如出血量过多波及下丘脑时，可引起胃应激性溃疡而导致上消化道出血；脑桥出血可引起丘脑下部体温调节中枢受损而出现中枢性高热、呼吸不规则。

（2）护理体检：急性期患者可能出现颜面潮红、意识障碍、脉缓而有力、血压升高明显，由于出血部位和出血量不同，可出现不同的局灶性神经受损体征。①内囊出血：为脑出血最多见的类型。有典型的"三偏征"即出现出血灶对侧偏瘫、偏身感觉障碍和对侧同向偏盲，优势半球出血可有失语。急性期瘫痪肢体肌张力减弱、腱反射降低或消失，以后肌张力增强，病理反射阳性。②脑桥出血：出血常先从一侧开始，表现为交叉性瘫痪（出血灶侧周围性面瘫，对侧肢体中枢性瘫痪），头和眼转向非出血侧，呈"凝视瘫肢"状，常迅速波及两侧，出现双侧瞳孔极度缩小呈针尖样，中枢性高热和四肢瘫痪的特征性体征，病情恶化快，常在24～48h死亡。③小脑出血：可有一侧枕部疼痛、眩晕、眼球震颤，共济失调等体征，可无肢体瘫痪。重者逐渐出现颅内压增高和意识障碍，可并发枕骨大孔疝而死亡。

3. 心理状况

脑出血患者如能清醒面对突然发生的肢体瘫痪和感觉障碍，常表现沮丧、悲观、绝望的情绪。患者常对疾病治疗无信心，对生活更易缺乏信心。

4. 实验室及其他检查

（1）CT检查：是确诊脑出血的首选检查方法，可做出早期诊断及鉴别诊断。脑出血早期出血灶为高密度影，可清楚显示出血的部位、范围、出血量。

（2）脑脊液检查：脑出血患者脑脊液多呈血性，压力一般均增高。重症脑出血不宜腰椎穿刺。

（3）其他影像学检查：MRI 可进一步明确脑出血诊断。

（二）护理诊断

1. 急性意识障碍

与脑出血损害大脑皮质、皮质下结构及脑干网状上行激活结构有关。

2. 躯体活动障碍

与脑出血使锥体束受损导致肢体瘫痪有关。

3. 语言沟通障碍

与大脑语言中枢损害、发音肌肉瘫痪有关。

4. 潜在并发症

脑疝、消化道出血等。

微信扫码
◆临床科研
◆医学前沿
◆临床资讯
◆临床笔记

（三）护理预期目标

（1）患者颅内压维持正常，头痛减轻或消失。

（2）患者意识障碍程度逐渐减轻、神志恢复清醒。

（3）不发生脑疝、上消化道出血，能及时采取措施抢救脑疝和上消化道出血。

（四）护理措施

1. 降低颅内压

（1）急性期绝对卧床休息，发病 24 ~ 48 h 内避免搬动，患者取侧卧位，头部稍抬高，减轻脑水肿。

（2）主动向患者和家属解释病因和诱发因素，避免剧烈活动和用力排便，多吃蔬菜和水果，保持大便通畅。说明心情平静、勿烦躁，少活动能减轻出血、减轻疼痛；保持安静，避免环境刺激；各种操作要轻柔，可减轻患者烦躁情绪。

（3）遵医嘱用药：①遵医嘱给予脱水药物治疗，控制脑水肿是脑出血急性期的一个重要环节，如 20% 甘露醇 250 mL 要快速静滴。②使用 6- 氨基己酸、对羟基胺苄等止血药，要缓慢注射，以免导致血压下降，仅用于并发消化道出血或有凝血障碍时，对高血压性脑出血无效。③应用钙离子阻断剂如尼莫地平等可出现皮肤发红、心动过缓或过速、胃肠道不适等反应。故应控制输液速度，观察有无不良反应发生。④给予止痛剂、地西泮、罗通定等，但禁用吗啡，避免抑制呼吸。

2. 生命体征稳定，意识恢复

（1）病情监测：严密监测生命体征及神志、瞳孔的变化，并详细记录；使用脱水降颅压药物时，注意监测尿量和水、电解质的变化，防止低钾血症。

（2）生活护理：急性期绝对卧床休息 2 ~ 4 周，保持环境安静，避免各种刺激；给予高蛋白、高热量、高纤维素的清淡饮食；昏迷者或有吞咽障碍时，遵医嘱给鼻饲流质；定时翻身、叩背，每 2 h 协助更换体位 1 次，保持床单干燥，预防压疮；协助做好口腔护理、皮肤护理和大小便护理；保持肢体功能位置，指导和协助肢体被动运动。

（3）保持呼吸道通畅：勤吸痰，清除口鼻分泌物。

3. 并发症护理

（1）脑疝：①严密观察患者是否有脑疝先兆表现如剧烈头痛、喷射性呕吐、视盘水肿、呼吸不规则、脉搏变慢、血压升高等，若病灶侧瞳孔散大、血压波动、呼吸不规则或暂停，提示有脑疝形成，应立即报告医生，及时抢救。②遵医嘱迅速给予吸氧和建立静脉通路，并保证快速输入降颅内压药物，以达到降低颅内压的作用，如使用甘露醇应在 15 ~ 30 min 内滴完，避免药物外渗。置患者头偏向一侧，防止呕吐物、分泌物误吸，造成肺部感染，抢救中及时吸痰，保持呼吸道通畅。③不宜频繁变换体位，因脑疝患者常有呼吸不规则，避免发生意外。可按摩受压部位，以促进局部血液循环，防止发生压疮。

（2）消化道出血：①密切观察患者有无呃逆、上腹部不适、胃痛、呕血、便血等。观察患者的呕吐物是否为咖啡色或血性，有无黑便和量的多少，评估有无上消化道出血。②遵医嘱给予禁食或清淡、易消化、无刺激性、营养丰富的流质饮食，可少量多餐。③遵医嘱给予止血药或保护胃黏膜的药物如雷尼替丁、奥美拉唑等，注意观察用药后反应。

（五）健康教育

1. 疾病知识指导

向患者和家属介绍出血性脑血管病的基本知识，积极治疗原发病，教会患者家属测量血压的方法，监测血压变动情况。指导患者尽量避免使血压骤升的各种因素，避免用力和情绪激动，防止再出血。

2. 生活指导

指导患者建立健康的生活方式，注意改善生活习惯及饮食，饮食以清淡为主，摄取低盐、低胆固醇食物，多吃蔬菜和水果，戒烟酒。

3. 康复指导

指导家属以支持的态度，关心、照顾、鼓励患者，增强患者恢复生活能力的责任感和自我照顾的意识，指导患者及家属进行康复功能锻炼的具体方法，保持肢体功能位，尽可能恢复生活自理能力。

4. 定期复查

定期复查血压，能认识脑出血的先兆表现，及时就诊。

（六）小结

脑出血好发于50岁以上中老年人，患者多有高血压病史，常在活动中或情绪激动时突然起病。基底节出血最常见，患者常有"三偏征"，头颅CT是确诊的首选检查，表现为高密度影。治疗的首选措施是降低颅内压，减轻脑水肿，护理中应掌握对脑疝等并发症的观察和处理。健康教育中重视指导患者和家属了解本病的基本知识，积极防治原发病，控制危险因素，避免诱因。

四、自发性脑蛛网膜下隙出血患者的护理

蛛网膜下腔出血（subarachnoid hemorrhage，SAH）是指各种原因所致脑表面或脑底部位血管破裂，血液流入蛛网膜下隙所引起相应临床综合征。分为自发性和外伤性两类，自发性SAH最常见的病因是先天性脑动脉瘤破裂，其次是脑动静脉畸形和高血压动脉硬化，用力和情绪变化时可致脑血管破裂（图4-4）。

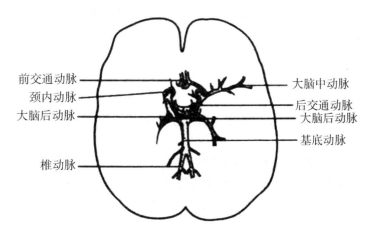

图 4-4 脑底血管分布

治疗原则：急性出血期患者应绝对卧床休息，应用止血剂，头痛剧烈者给予止痛剂，颅内压增高时，应用甘露醇溶液脱水治疗。并尽早行病因治疗。

（一）护理评估

1. 健康史

询问患者有无先天性动脉瘤、颅内血管畸形和高血压、动脉粥样硬化等病史；有无血液病、糖尿病及抗凝治疗史。发病前有无突然用力、情绪激动、酗酒等诱发因素。患者过去有无类似发作及诊治情况。

2. 身体状况

（1）主要表现：以青壮年发病为主，女性多于男性。多于活动时或突然用力、情绪兴奋时急骤起病，出现剧烈头痛、喷射性呕吐、烦躁不安，数分钟至数小时内发展至最严重程度。半数患者有程度不等的意识障碍，重症患者起病后迅速进入深昏迷，因脑疝形成而死亡。

（2）护理体检：最具特征性体征是颈项强直等脑膜刺激征。可有脑神经损害，最常见的是一侧动眼神经麻痹。

3. 心理状况

患者多为青壮年，突然发病、接受损伤性检查或手术治疗，常有焦虑不安和恐惧的情绪。

4. 实验室及其他检查

（1）CT检查：蛛网膜下隙出血时，可见蛛网膜下腔高密度影，是首选的诊断方法。

（2）脑脊液检查：是蛛网膜下隙出血最具特征和诊断价值的检查，可见压力增高，均匀一致血性。

（3）其他影像学检查：血管造影（DSA）可确定蛛网膜下隙出血的病因，特别对颅内动脉瘤有诊断价值。

（二）护理诊断

1. 急性疼痛

头痛与脑血管破裂、脑动脉痉挛、颅内压增高有关。

2. 潜在并发症

再出血。

（三）护理措施

1. 急性期护理

参见脑出血患者的护理。

2. 病情观察

密切观察病情变化，若患者病情稳定后，突然再次出现剧烈头痛、恶心、呕吐、意识障碍加重，提示再出血，患者要绝对卧床4~6周，避免搬动或过早下床活动，应及时报告医师协助处理。

（四）健康教育

1. 生活指导

指导患者合理饮食、避免诱因。

2. 疾病知识指导

指导患者积极配合各项检查和治疗，发现再出血征象及时就诊。

（五）小结

自发性蛛网膜下腔出血最常见的病因是脑动脉瘤破裂，典型表现为突发剧烈头痛，最具有特征性的体征是颈项强直等脑膜刺激征，头颅CT是确诊的首选检查方法，治疗及护理中要重视防治再出血。

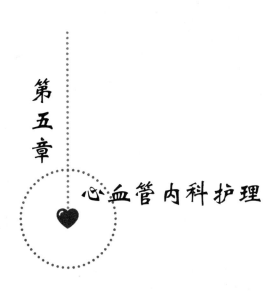

第五章 心血管内科护理

第一节　心包疾病的护理

一、急性心包炎患者的护理

（一）概述

心包是包绕在心脏外面的双层囊袋结构，由脏层心包和纤维壁层构成，两者之间形成心包腔，含有15～50 mL起润滑作用的质膜液。心包具有固定心脏解剖位置、防止心脏收缩对周围血管的冲击、防止由于运动和血容量增加导致心腔迅速扩大的作用。

急性心包炎（acute pericarditis）是心包脏层和纤维壁层的急性炎症性疾病，可以是某种全身疾病累积心包的表现，也可以单独存在。

（二）病因

急性心包炎最常见病因是病毒感染。其他病因包括：细菌感染、自身免疫性疾病、肿瘤侵犯心包、尿毒症、主动脉夹层、急性心肌梗死后心包炎、胸壁外伤、放射和心脏手术后。部分患者即使经过详细检查仍无法明确病因的，称之为特发性急性心包炎或急性非特异性心包炎。急性心包炎的患者约25%可复发，少数患者甚至反复发作。

（三）发病机制及病理

1. 纤维蛋白性

急性心包炎早期为心包脏层和纤维壁层的炎症反应，当出现含有纤维蛋白沉积和多核白细胞聚集而成的黏液时，称为纤维蛋白性心包炎。急性纤维素性心包炎的渗出物可完全溶解吸收，但也可以机化为结缔组织瘢痕，甚或引起心包钙化，发展成为缩窄性心包炎。

2. 渗出性

由于不同的病因和病程的进展，炎性渗出物增加，渗液可为纤维蛋白性、浆液血性或脓性，渗液量100～3 000 mL称为渗出性心包炎，心包积液在短时间内增多，可导致心包腔内压力迅速上升，限制心脏舒张期的血液充盈和收缩期心排血量，当超过心代偿能力时，可出现心脏压塞，发生休克。急性心包炎的炎症反应一般可累及心包下的表层心肌，严重者可累及深部心肌，称为心肌心包炎。心包积液一般数周至数月内吸收，心包炎愈合后可遗留不同程度的粘连，抑或残留细小斑块。

（四）诊断要点

1. 临床表现

（1）症状：急性心包炎的典型症状是胸骨后、心前区疼痛，常见于纤维蛋白渗出期。疼痛性质为尖锐痛，与呼吸运动相关，常因咳嗽、深呼吸、体位变换或吞咽加重，可放射至颈部、左肩、左臂，有的可达上腹部。若患者出现心脏压塞，可出现呼吸困难、水肿，甚至发绀、面色苍白等症状。患者同时可出现与急性心包炎病因相关的临床表现，如感染性引起的发热，自身免疫性疾病引起的皮疹等。

（2）体征

①心包摩擦音：是急性心包炎最具诊断价值的体征，多位于心前区，以胸骨左缘第3、4肋间最明显。典型的心包摩擦音呈搔刮样粗糙高频音，为三相摩擦音（与心房收缩、心室收缩和心室舒张相一致的3个成分）。深吸气、身体前倾位或将听诊器胸件加压可听到摩擦音增强。心包摩擦音由于病情进展速度不同，可持续数小时、数天甚至数周，当心包积液增多，使两层心包分开且无粘连时，摩擦音消失。

②心包积液：a. 心界向两侧增大，相对浊音界消失，患者从坐位变换为卧位时第2、3肋间的心浊音界增宽。b. 心尖冲动减弱。c. 心音遥远、心率增快。d. Ewart 征：大量心包积液压迫左肺，在左肩胛骨下区出现浊音和支气管呼吸音。

③心脏压塞：心包积液聚集速度较慢时，出现亚急性或慢性心脏压塞，出现体循环静脉瘀血（颈静脉怒张，吸气时更明显，静脉压升高、肝大伴压痛、腹水、水肿等）、奇脉（触诊桡动脉搏动，吸气时减弱或消失，呼气时恢复的现象）等；快速的心包积液，即使只有 200 mL，即可引起急性心脏压塞，出现心排血量骤然下降，收缩压降低、脉压变小、脉搏细弱，严重者出现休克、急性循环衰竭。

2. 实验室及辅助检查

（1）血清学检查：不同的原发病可以查不同的血清学检查，如感染性心包炎查血常规可有白细胞计数和中性粒细胞计数增加，查红细胞沉降率增快等；自身免疫性疾病可出现免疫指标的阳性；尿毒症患者查肾功能可发现肌酐明显升高。

（2）胸部 X 线片：早期可无异常发现，若心包积液增多，可见心影增大，但敏感性较低，通常成人心包积液少于 250 mL、儿童少于 150 mL 时难以检出。

（3）心电图：常规 12 导联心电图可出现：①塞性心动过速。②除 aVR 和 V_1 导联出现 ST 段压低外，其余导联出现 ST 段弓背向下型抬高，可于数小时至数日后恢复。③随 ST 段回到基线，逐渐出现 T 波低平及倒置，可于数周至数月后恢复，也可长期存在。④心包积液量大可出现 QRS 电交替。

（4）超声心动图：对确诊有无心包积液、判断积液量、协助判断临床血流动力学改变是否由心脏压塞所致非常重要，同时超声心动图还可以引导心包穿刺引流，提高成功率和安全性。

（5）心脏磁共振显像（CMR）：该技术可以清晰显示心包积液容量和分布情况，可用于分辨积液的性质、测量心包厚度、判断心肌受累情况。延迟增强扫描可见心包强化，对诊断心包炎较敏感。

（6）心包穿刺：对积液性质和病因诊断有一定帮助，可对心包积液进行常规、生化，病原学、细胞学等检查。

（7）心包活检：对明确病因很重要。

（五）治疗

治疗原则：及时解除心脏压塞，积极治疗原发疾病，改善症状，对症支持治疗。

1. 解除心脏压塞

大量渗液或有心脏压塞症状者，需要及时施行心包穿刺术抽液减压，必要时持续引流。

2. 积极治疗原发疾病

感染性急性心包炎应给与针对不同病原体的抗感染治疗，化脓性心包炎还需要积极引流，必要时心包腔内注射抗菌药物，如疗效不佳，应尽早行心包腔切开引流术，防止发展为缩窄性心包炎；自身免疫性疾病所致的急性心包炎应行免疫抑制治疗；非特异性心包炎，症状较重者可考虑给予糖皮质激素治疗；尿毒症性心包炎应加强透析。

3. 改善症状及对症支持治疗

急性期应卧床休息，直到胸痛消失和发热消退。胸痛明显者可给予非甾体消炎药止痛，效果不佳可给吗啡类药物。加强对症支持治疗。

（六）主要护理问题

1. 最危险的并发症

与心脏压塞有关。

2. 疼痛

与心包纤维蛋白性炎症有关。

3. 气体交换受损所致呼吸困难

与肺瘀血和肺组织受压迫有关。

4. 心排血量减少

与大量心包积液阻碍心室的充分舒张和充盈有关。

5. 发热

与感染和炎症反应有关。

6. 情绪障碍

焦虑或焦虑状态最为常见，与住院影响患者的工作、生活，以及疗效不佳、病情加重、住院时间延长等有关。

7. 活动耐力下降

与心排血量减少、气体交换受损、疼痛、卧床时间延长、发热消耗等均有关。

（七）护理目标

（1）减少并发症的发生，尤其是预防和及早发现心脏压塞的出现。

（2）积极处理已经出现的心脏压塞，预防休克发生。

（3）减少心包穿刺术后的并发症。

（4）疼痛减轻或消失。

（5）气体交换改善，呼吸困难减轻或消失。

（6）心排血量提高，满足机体需要，心力衰竭、肺瘀血、水肿的症状减轻或消失。

（7）体温降至正常范围。

（8）焦虑减轻或情绪稳定。

（9）活动耐量增强，胜任日常生活的体力需求。

（八）护理措施

1. 一般护理

（1）病房环境：保持环境安静、卫生、温湿度适宜和体感舒适。

（2）饮食及能量供给：饮食以高热量、低动物脂肪、低胆固醇、富含维生素和膳食纤维、适量蛋白质为主，避免刺激性食物、烟酒；进食主张少食多餐，避免饱餐；有肺瘀血、心功能不全、水肿等症状的患者，应给予低盐饮食。

（3）吸氧：有呼吸困难或胸痛的患者，可给予持续吸氧，流量：2～4 L/min，并嘱患者休息为主。

（4）疼痛：有心前区疼痛症状者，应评估疼痛的部位、性质和加重缓解因素，观察变化情况，有无合并心包摩擦音。需指导患者卧床休息，嘱其勿用力咳嗽、突然改变体位或进行深呼吸，保持情绪稳定。可遵医嘱给予解热镇痛药，并注意胃肠道不良反应和出血等。患者疼痛剧烈者应密切监护心率、血压，观察患者状态，预防高迷走反射的发生。

（5）感染的预防与护理：无感染的患者，应预防感染，避免受凉，防止呼吸道感染，以免加重呼吸困难。存在感染且有畏寒或发热的患者，应注意保暖；患者出现高热应给予积极的降温措施，包括物理降温和药物退热，并注意观察患者能量和容量需求，及时补充液体，必要时补充营养；及时擦干汗液、更换贴身衣物、床单，防止受凉；给予感染的病因治疗，如抗菌、抗结核等治疗。

（6）心理护理：应加强与患者的心理护理，注重沟通，同患者家属共同做好对患者的思想疏导工作，鼓励患者表达内心感受和需求。

2. 病情观察

（1）密切监测和记录生命体征。

（2）当患者出现呼吸困难、口唇发绀、面色苍白、血压明显下降、心率过快、皮肤湿冷甚至休克时，应及时向医师报告，做好心包穿刺及引流的准备。

（3）对心力衰竭症状明显、肺瘀血、水肿明显和应用利尿剂治疗的患者，应密切观察患者的症状、体征及实验室检查指标的动态变化。

3. 部分护理问题对应的护理措施

见表 5-1。

表 5-1　护理问题及其对应措施

护理问题	对应措施
疼痛	（1）加强沟通，详细评估，要鉴别心包炎疼痛和心肌缺血性的疼痛 （2）嘱患者卧床休息，其勿用力咳嗽突然改变体位或进行深呼吸，保持情绪稳定 （3）适时对患者解释疼痛的原因和应对方式，缓解患者的情绪障碍 （4）轻、中度疼痛，可指导患者通过听音乐和使用其他电子产品娱乐等方式分散注意力，也可指导其正确呼吸，采用自我放松的技术减轻疼痛 （5）重度疼痛，可遵医嘱给予解热镇痛药物，评价药效，必要时升级使用镇痛药物，注意药物的胃肠道和出血等不良反应 （6）给予病因治疗，如抗感染、抗肿瘤，免疫抑制等治疗
气体交换受损	（1）吸氧：2～4 L/min 持续吸氧，嘱患者减少说话，减少耗氧。保持吸氧管道的通畅，做好吸氧管的护理和氧气的湿化。积极控制疼痛，以减少疼痛对呼吸功能的影响 （2）协助患者以舒适的体位休息，可适当抬高床头，取半坐位，增大呼吸面积，增加换气量，若出现心脏压塞症状，应取前倾坐位，可提供床头桌、靠枕等增加患者舒适度，拉起床挡，防止坠床 （3）保持病室内空气新鲜，流通，禁吸烟，注意保暖 （4）指导患者学习有效的呼吸技巧，如采用腹式呼吸 （5）遵医嘱给予利尿剂、扩血管药物纠正肺瘀血心力衰竭等 （6）加强巡视，适当给予患者解释和安慰，缓解其紧张、焦虑、恐惧等负面情绪
心排血量减少	（1）密切监护，观察生命体征变化，尤其是早期发现血压下降、心率增快等 （2）给予患者适当的体位，减轻心脏负荷 （3）吸氧 （4）减少活动，休息为主，协助生活护理 （5）控制输液速度 （6）水肿、肺瘀血心力衰竭明显者.遵医嘱使用利尿剂，并准确记录出入量，用药期间需要观察药物的效果和不良反应，尤其是预防低钾血症，注意观察有无乏力、恶心呕吐、腹胀、心律不齐等现象，及时复查血清钾，出现低钾血症时遵医嘱给予补充氯化钾，并监测血钾，根据尿量、饮食等调整补钾方案
体温升高	（1）患者出现畏寒、寒战时，应注意保暖，监测体温变化 （2）出现高热时，积极给予物理降温和遵医嘱给予药物退热。注意观察药物疗效，不良反应，密切监测体温变化，并注意患者有无出汗，及时更换贴身衣物、床单，防止受凉 （3）注意补充容量，观察患者的热量需求，调整饮食和补液 （4）保证营养，发热患者应适当提高食物的热置、蛋白，给予易消化的食物，增加患者的抵抗力。可指导患者饭前漱口，增进食欲 （5）患者需行心包穿刺引流术，则要注意严格的无菌操作，防止二重感染或感染加重，同时注意心包引流管的护理，避免导管相关的感染

（九）并发症的处理及护理

急性心包炎的常见并发症包括心律失常、电解质紊乱和心脏压塞引起的休克。常见并发症的处理和护理如下（表 5-2）。

表 5-2　常见并发症的护理

常见并发症	对应措施
心律失常	（1）及时报告医师，密切监测床旁心电图，及时记录心律失常的性质，尽量获取心律失常发作的12导联心电图，以利于进一步分析 （2）针对心律失常的诱因和原因进行相关治疗和护理 （3）遵医嘱及时正确地使用抗心律失常药物（尤其注意药物的剂量、配伍、注射时间等），注意观察药物的效果及不良反应 （4）合并严重心律失常导致心功能障碍者，应绝对卧床休息；出现恶性心律失常时，应及时给予心肺复苏、电除颤等处理
电解质紊乱	（1）指导患者正确的饮食 （2）定期检查和监测电解质变化，并了解患者的主诉症状是否可能是电解质紊乱的表现 （3）使用利尿剂的患者，应注意观察有无乏力、恶心呕吐、腹胀、心律不齐等现象，及时复查血清钾，出现低钾血症时遵医嘱给予补充氯化钾，可鼓励患者通过饮食稳定血钾，富含钾的食物包括香蕉、柑橘、甜瓜、马铃薯等 （4）出现低钾血症的患者，应遵医嘱给予正确处理，并积极复查血钾，调整补钾方案

（十）预防

急性心包炎患者出院后，应做好健康宣教，除了教会患者如何继续进行院外康复以外，应告知患者如何预防急性心包炎的再次发生，同时告知其疾病的预后、转归和应对措施。主要的健康宣教项目如下（表5-3）。

表 5-3　急性心包炎患者出院健康宣教

健康宣教项目	具体内容
饮食	患急性心包炎的患者往往机体抵抗力减弱，应注意充分休息，适度锻炼，加强营养，提高机体抵抗力，恢复初期可以高热量高蛋白质、高维生素饮食为主，之后可恢复正常饮食，但要注意低脂、低胆固醇饮食，戒烟戒酒，多摄入膳食纤维和易消化饮食，限制钠盐摄入。自身免疫性疾病引起心包炎的患者，还应避免诱发免疫反应的一些食物，如芹菜、香菇等
药物	嘱患者应遵医嘱，坚持足够疗程的药物治疗，继续病因治疗，防止复发，切勿擅自停药、调药，应遵医嘱进行药物的调整
休息与锻炼	患急性心包炎的患者应充分休息，适度活动，锻炼强度宜量身定做，避免剧烈运动和长时间运动，避免诱发心力衰竭等
预后	（1）急性心包炎的预后取决于病因、是否早期诊断和正确治疗，一般除肿瘤所致心包炎外，大部分的急性心包炎预后良好，可以痊愈。结核性心包炎病程较长，需要较长时间（约1年）的抗结核治疗；急性非特异性心包炎容易复发，部分可演变为缩窄性心包炎 （2）部分心包炎可能因炎症渗出吸收不良，逐渐发展成为缩窄性心包炎，应告知患者可能需要心包切除术，告知其手术治疗的必要性，解除其顾虑，尽早接受手术治疗，告知其术后约75%的患者可获得持久稳定的血流动力学和临床症状的明显改善。鼓励患者正确面对疾病，正确选择治疗方式
随访和复查	嘱患者重视定期随访，并遵医嘱进行复查。一般需要复查的项目包括超声心动图、心电图等，长期用药或需要长期抗结核治疗的患者，还需要定期检测肝肾功能

（十一）特别关注

（1）急性心包炎的病因、临床表现及处理。
（2）急性心包炎的正确护理。

二、心包疾病及心脏压塞患者的护理

（一）概述

心包疾病可以是心包的原发疾病，也可以是其他因素累及心包，而两者均可以造成心包渗出和心包积液（pericardial effusion），当积液迅速或积液量达到一定程度时，可造成心排血量和回心血量明显下降，进而产生临床症状，即心脏压塞（cardiac tamponade），这是心包疾病最为棘手的并发症。

（二）病因

心包积液最常见的三大原因是：肿瘤、特发性心包炎和肾衰竭。其他原因包括：严重的体循环瘀血造成的漏出性心包积液；穿刺伤、心室破裂等造成的血性心包积液。迅速或大量的心包积液可引起心脏压塞。

（三）发病机制及病理

正常情况下，心包腔的平均压力接近于零，或低于大气压，当吸气时呈轻度负压，呼气时近于正压。心包内本身含有少量起润滑作用的液体，即使积液稍微增加也一般不会影响血流动力学，而当液体迅速增多，即使仅仅达到 200 mL，也可以因为心包不能迅速伸展适应，而使心包内压力急剧升高，这会引起心脏受压，从而导致心室舒张期充盈受阻，周围静脉压升高，最终使心排血量显著降低，血压下降，出现急性心脏压塞的临床表现。当心包积液是慢性增多时，由于心包逐渐伸展适应，积液量可以达到 2 000 mL 而未出现心脏压塞的表现，可见，发生心脏压塞的关键词原因是心包积液的迅速增加，而与积液量并无绝对关系。心包积液的性质可因发病原因不同，而呈漏出性、渗出性或血性。

（四）诊断要点

1. 临床表现

（1）症状：心包积液时最突出的表现是呼吸困难，可能与支气管、肺组织、大血管受到压迫引起的肺瘀血有关，严重者可呈端坐呼吸，身体前倾、呼吸浅快、面色苍白、口唇发绀。若心包积液压迫气管、食管，可产生干咳、声嘶及吞咽困难的症状。静脉压升高可导致上腹部疼痛、肝大、全身水肿、胸腹腔积液。严重者出现休克。

（2）体征：心尖冲动减弱，难以扪及；心脏叩诊浊音界向两侧增大，且成为绝对浊音区；心音低钝而遥远。当心包积液量增大压迫肺组织时，可于左肩胛骨下出现叩诊浊音，听诊呈支气管呼吸音，成为 Ewart 征。大量心包积液导致收缩压降低，而舒张压变化不大，因此脉压变小。脉搏可出现减弱或出现奇脉。当大量心包积液影响静脉回流后，可出现体循环瘀血表现，出现颈静脉怒张、肝颈静脉回流征、肝大、胸腹腔积液及体位低垂部位的水肿。

（3）心脏压塞：短期内出现大量心包积液就会发生心脏压塞，其典型临床特征称之为 Beck 三联征：低血压、心音低弱、颈静脉怒张。同时还有窦性心动过速、脉压变小、奇脉等。奇脉除通过脉搏搏动来判断外，还可以通过测量血压来诊断，即吸气时动脉收缩压较吸气前下降 10 mmHg 或以上。

2. 实验室及辅助检查

心脏压塞情况通常较为紧急，因此应该选择容易实现的床旁检查手段来紧急检查。

（1）X 线检查：可见心影向两侧增大呈烧瓶状，透视下心脏搏动减弱或消失，尤其是心脏显著增大但肺野清晰，提示是心包积液可能性大，而非心力衰竭。

（2）心电图：由于心包积液的影响，心电图可出现肢体导联 QRS 波低电压，大量积液时可见 P 波、QRS 波、T 波电交替现象，常伴窦性心动过速。

（3）超声心动图：是最简单易行，迅速可靠的检查手段。当出现心脏压塞时，超声表现是：舒张末期右心房塌陷，舒张早期右心室游离壁塌陷，吸气时室间隔左移，出现右心室内径增大，左心室内径减少。同时超声心动图还可以用于引导心包穿刺引流术的实施，因此是面对心脏压塞这一棘手问题的首选辅助检查。

（4）心包穿刺引流及积液性质检查：首先是治疗目的，迅速地缓解心脏压塞，同时对采集的心包积液可送实验室进行常规、生化、脱落细胞、病原学等相关检查，以明确病因。

（五）治疗

解除心脏压塞是最要紧的治疗，而心包穿刺引流则是解除心脏压塞最简单有效的手段。对于所有急性心脏压塞出现血流动力学不稳定表现的患者，均应紧急行心包穿刺引流，外科可行心包开窗引流。穿刺前可行床旁超声定位，了解进针途径和穿刺处的积液厚度，常用的穿刺部位有：①左胸第 5 肋间，心浊音界内侧 1 ~ 2 cm 处，患者取坐位，穿刺针方向为向内、向后推进，指向脊柱。②胸骨剑突与左肋缘形成的夹角处（剑肋角），患者取半坐位，针尖向上、略向后，紧贴胸骨后推进。③对怀疑有右侧或后侧包裹性积液的患者，可选择胸骨右缘第 4 肋间处垂直进针，或于右背部第 7、第 8 肋和肩胛骨中线的交界处进针，在心电图示波器或超声的监测下穿刺，但需要严格检查绝缘是否可靠，以免患者触电。

穿刺困难者或预计困难者，可选择"有孔超声探头"，穿刺针经由探头孔刺入，在超声监测下进行穿刺，可以观察穿刺针尖在积液腔中的位置和移动情况，较为安全。

对于合并休克的患者，需要扩容治疗，恰当的扩容可以增加右心房及左心室舒张末期压力，以增加心排血量，提高血压。对于血流动力学稳定的心包积液患者，或经心包穿刺引流后相对稳定的患者，均应设法明确病因，继而针对原发疾病给予相应的治疗，同时密切监测患者的病情变化和血流动力学情况。

（六）主要护理问题

1. 休克

与心脏压塞引起的心排血量下降有关。

2. 呼吸困难

与肺组织受压、肺瘀血、胸腔积液等有关。

3. 情绪障碍

可能出现焦虑甚至恐惧情绪，与呼吸困难、循环障碍、心包穿刺术等有关。

4. 心包穿刺引流术

穿刺术围术期和术后引流管的护理。

（七）护理目标

（1）预防休克的发生，已发生休克者减少休克持续的时间，迅速纠正休克。

（2）呼吸困难减轻或消失。

（3）焦虑和恐惧感减轻，情绪稳定。

（4）不发生心包穿刺引流术相关的感染及相关并发症。

（八）护理措施

一般的护理措施与急性心包炎类似，由于心脏压塞往往导致患者血流动力学迅速紊乱，出现需要急救的情况，而心包穿刺引流术是最简单有效地解除心脏压塞的手段，因此下面主要针对心包穿刺引流术的护理做详细介绍（表5-4）。

表5-4　心包穿刺引流术的护理

围术期阶段	护理措施
术前	（1）及早准备好穿刺和抢救物品 （2）向患者及家属做必要的解释，取得家属的同意并签署同意书，取得患者的充分配合，嘱其勿剧烈咳嗽和深呼吸 （3）必要时遵医嘱给予镇静药物，减轻患者的焦虑和恐惧情绪
术中	（1）时刻给予患者鼓励、支持和安慰 （2）熟练的配合操作医师进行穿刺引流：①配合医师观察患者的心电监护、心电图，如出现 ST 段抬高或室性期前收缩，提示针尖触及心室壁，出现房性期前收缩，提示针尖触及心房，均应提醒医师退针，调整穿刺方向及深度。②穿刺成功后，在抽液过程中注意帮助夹闭引流管，避免空气逆行进入心包腔。③缓慢抽液，若抽出血性液体，应停止抽吸，并判断血性液体来自心包还是心腔内（观察是否迅速凝固，通常不凝血提示为心包内血性积液），若考虑血性液体来自心腔，应继续抽液缓解心脏压塞，若考虑来自心腔内，应退针观察，必要时再次穿刺 （3）术毕拔除穿刺针，穿刺部位消毒.覆盖无菌纱布，胶布固定；若安置了引流管，则需固定引流管，消毒，无菌纱布覆盖，胶布固定，并连接引流袋，注意观察引流是否通畅
术后	（1）嘱患者采取舒适体位卧床休息 （2）术后应记录抽液量和积液性质，按要求留置标本送检；若为安置引流管持续引流，应注意观察引流管情况，做好引流管护理和观察记录 （3）密切观察患者穿刺处有无渗血.渗液，保持无菌辅料清洁干燥；密切监护，观察生命体征变化，注意心律的变化，做好记录。发现异常应及时处理和报告医师 （4）若患者因操作刺激出现胸痛或精神紧张影响休息，可遵医嘱适当给予镇静剂 （5）做好引流导管相关护理，观察患者有无畏寒、寒战、发热等，注意导管相关的感染

（九）并发症的处理及护理

心包积液最紧急的情况就是血流动力学障碍，即发生休克，出现心脏压塞表现；另外由于心包穿刺术是有创操作，可能发生感染、心外膜和心肌撕裂等严重并发症。具体的处理和护理要点如下（表5-5）。

表5-5　常见并发症的护理

常见并发症	护理措施
休克	（1）迅速建立静脉通路，保证输液通畅，必要时建立双通道或者中心静脉通道 （2）准备血管活性药物，遵医嘱用药，密切观察药物疗效及不良反应 （3）密切监测生命体征及患者意识状态，注意有无心动过速、脉搏浅快、颈静脉怒张等 （4）加强巡视，安慰患者，缓解患者的焦虑和恐惧情绪，必要时遵医嘱给予镇静药物 （5）做好心包穿刺引流术的相关准备，操作结束后做好相关护理工作
心包穿刺术相关并发症	（1）密切观察患者生命体征变化和意识状态，注意有无心率的进行性增快和血压的进行性下降 （2）建立双通道或中心静脉通道，保证输液的通畅 （3）遵医嘱使用血管活性药物、止血药物等，密切观察药物疗效及不良反应 （4）做好患者的情绪护理，给予安全感 （5）再次向患者家属取得沟通，取得信任和理解 （6）必要时协助医师联系介入医师、外科医生做进一步紧急处理 （7）若出现导管相关感染，必要时拔管并送检病原学检查，给予退热等对症支持护理，遵医嘱和病原学检查结果给予抗感染治疗

（十）预防

心脏压塞的预防重在早期发现端倪，当患者存在发生心包积液的诱因，同时出现呼吸困难、胸闷、出汗等表现时，即因尽快通过体格检查和床旁超声心动图明确诊断，密切监护，尽早处理，预防心脏压塞导致的休克发生。

对再次发生心包积液的预防的其他措施和健康教育，同急性心包炎。

（十一）特别关注

（1）心脏压塞的临床表现及处理。

（2）心包穿刺引流术的正确护理。

三、缩窄性心包炎患者的护理

（一）概述

缩窄性心包炎（constrictive pericarditis）指心脏被致密增厚的纤维化或钙化心包包围，导致心室舒张期充盈受限而产生一系列循环障碍的疾病，多是慢性发展所致。

（二）病因

绝大多数缩窄性心包炎均是各类心包炎逐渐发展所致，在我国，最常见的病因是结核性心包炎所致，其次是急性非特异性心包炎、化脓性心包炎或创伤性心包炎逐渐发展所致。近年来，由于放射性心包炎和心脏手术导致的缩窄性心包炎逐渐增多。自身免疫性疾病、恶性肿瘤、尿毒症、药物等也可能导致心包炎进展为缩窄性心包炎，但较少见。

（三）发病机制及病理

多数缩窄性心包炎是由于急性纤维素性心包炎的渗出物未能完全溶解吸收，逐渐机化为结缔组织瘢痕，或引起心包钙化，最终发展而来。心包缩窄会使心室舒张期的扩张受阻，心室充盈减少，心排血量下降，为维持心排血量，机体会代偿性的增快心率。而由于心室回流受阻，可出现静脉压升高、颈静脉怒张、肝大、腹腔积液、下肢水肿等。

（四）诊断要点

1. 临床表现

（1）症状：患者既往通常有急性心包炎、复发性心包炎或者心包积液的病史。最典型的症状均和心排血量下降和体循环瘀血有关，前者可表现为劳力性呼吸困难、活动耐量下降、乏力，后者导致肝大、胸腹腔积液、下肢水肿等。

（2）体征：心尖冲动减弱或消失，多数还出现收缩期心尖负性搏动，心浊音界可不增大或稍微增大，心音轻而遥远，一般无杂音，有的可闻及心包叩击音（系额外心音，发生在第二心音后，呈拍击样，其成因是舒张期血流迅速涌入舒张受限的心室引起了心室壁振动）。多数患者有心率增快，或出现房性、室性或期前收缩，可出现 Kussmaul 征（由于吸气时周围静脉回流增多，而已经发生缩窄的心包使心室无法适应性的扩张，导致吸气时颈静脉压进一步升高，出现更明显的颈静脉扩张）。

2. 实验室及辅助检查

（1）X 线检查：心影可偏小、正常，也可轻度增大，左右心缘变直，主动脉弓小或者难以辨认，上腔静脉多有扩张，多数患者出现心包钙化。

（2）心电图：可出现 QRS 波低电压，T 波低平或倒置。可出现心律失常，如房性或室性期前收缩，在病程长和高龄的患者中还可有心房颤动心律。

（3）超声心动图：在诊断缩窄性心包炎时敏感性较低。典型的超声表现是心包增厚，室壁活动减弱，室间隔出现异常运动（室间隔抖动征），下腔静脉增宽并且不随呼吸变化。

（4）CT 和 CMR：这两项检查的诊断价值优于超声心动图，CT 可用于定位积液，定量心包增厚的程度和部位，了解是否存在肿瘤。

（5）右心导管检查：特征性表现是肺毛细血管压、肺动脉舒张压、右心室舒张末压、右心房压和腔静脉压显著升高，且趋于同一水平。右心房压力曲线呈现 M 或 W 波形；右心室收缩压轻度升高，呈现舒张早期下陷及高原形曲线。

（6）实验室检查：可出现轻度贫血、肝功能损害、肾功能损害、蛋白尿等。

（五）治疗

缩窄性心包炎是进展性疾病，多数会逐渐发展成为慢性缩窄性心包炎，到这个阶段，手术切除心包是唯一有效的治疗。因此，应该尽早施行心包切除术，避免出现心源性恶病质、心肌萎缩、严重肝功能不全等严重并发症。手术时机应选择在心包感染控制后即进行，而结核性缩窄性心包炎患者应在术后继续进行抗结核治疗一年。

（六）主要护理问题

1. 呼吸困难

与肺循环压力增高有关。

2. 活动耐量下降

与心排血量下降、呼吸困难等有关。

3. 情绪障碍

主要是焦虑，与生活质量下降，长期患病影响工作、家庭，疗效不佳等有关。另外也对可能的手术治疗存在担心、紧张情绪。

4. 心包切除术围手术期护理

与术前患者的一般情况、心功能有关。

5. 潜在的并发症

疾病慢性化，治疗不及时所致的心源性恶病质、严重肝肾功能不全、心肌萎缩等。

（七）护理目标

（1）减轻呼吸困难。

（2）提高活动耐量，提高生活质量。

（3）减轻情绪障碍，减少焦虑情绪和紧张情绪。

（4）尽早使患者达到进行手术治疗的条件，缩短术前等待时间。

（5）延缓疾病的慢性化进展，预防疾病恶化所致的并发症发生。

（八）护理措施

患者一般情况通常较差，为充分改善心功能、控制感染、减少腹水，降低手术麻醉风险，应详尽评估患者的营养状况、心肺功能、有无感染。其一般护理措施与心包炎患者类似。下面重点介绍慢性缩窄性心包炎患者围术期的护理（表5-6）。

表5-6　慢性缩窄性心包炎患者围术期护理措施

护理问题	护理措施
营养失调	（1）鼓励患者少食多餐，以易消化食物为主 （2）肝功能受损所致白蛋白较低的患者，可适当补充白蛋白 （3）有心力衰竭、腹水者应低盐饮食
心排血量减少	（1）可给予吸氧，患者可取半卧位或卧位休息 （2）密切监护患者的心率、血压变化，发生变化及时报告医师 （3）肾功损害的患者，应密切记录出入量，使用利尿剂者，应注意药物的疗效和不良反应，注意定期复查血清电解质 （4）注意输液量和输液速度
心理护理	（1）做必要的解释工作，告知患者治疗的目标和方式，取得患者信任，缓解其紧张、焦虑情绪 （2）术前可遵医嘱给予镇静剂，有利于患者次日的手术治疗
体液过多	（1）嘱患者半卧位休息，可减轻腹水对心肺的压迫，缓解呼吸困难 （2）腹水患者皮肤易受损、过敏，应注意保护。辅助患者翻身，避免褥疮 （3）必要时配合医师进行腹腔穿刺抽液，缓解腹水 （4）密切观察腹水量的变化，监测血白蛋白含量，通过补充白蛋白可使腹水减轻，但需要注意对心功能的影响，必要时输注白蛋白后遵医嘱利尿
术前呼吸道管理	（1）嘱患者戒烟，进行呼吸训练，改善肺功能 （2）预防呼吸道感染 （3）已有呼吸道感染者，应辅助其排痰，注意正确留取痰液标本送检，遵医嘱使用抗生素控制感染
术后观察	（1）术后患者易发生心排血量降低、心力衰竭等，要密切监护，遵医嘱给予强心、利尿等治疗手段，观察药物疗效及不良反应，注意补液量和血电解质的变化 （2）密切监护心率、心律和血压，预防和及早发现心律失常、低心排血量综合征和心力衰竭
术后呼吸道管理	（1）患者术后仍易发生肺部感染，应嘱患者主动和正确的排痰方式，可进行咳嗽训练，辅助其排痰 （2）因切口疼痛所致排痰困难，必要时遵医嘱镇痛
心包引流护理	（1）密切观察引流是否通畅，引流液性质和引流量，做好记录 （2）密切监护，预防心脏压塞发生 （3）注意无菌操作，预防逆行感染

（九）并发症的处理及护理

缩窄性心包炎常见并发症是心源性恶病质、严重肝功能不全、心肌萎缩等，若不能通过心包切除术给予纠正，患者可出现病情进展、恶化甚至死亡，因此并发症重在预防，一旦出现，应迅速及时地报告医师，给予尽快纠正，为患者争取手术机会。主要的护理要点（表5-7）。

（十）预防

缩窄性心包炎的预防主要是早期控制原发的心包炎，积极治疗心包炎，减少心包的粘连、增厚、钙化，减少缩窄性心包炎的发生。

（十一）特别关注

（1）慢性缩窄性心包炎围术期的护理。
（2）慢性缩窄性心包炎并发症的护理。

表5-7 缩窄性心包炎常见并发症的处理及护理

一般护理	密切监护患者的生命体征；建立静脉通道，必要时建立中心静脉通道 注意有无心律失常、意识障碍等 嘱患者多休息，可取半卧位休息
营养支持	患者因长期静脉压升高，胃肠道瘀血，食欲不佳，营养不良，应鼓励患者少食多餐，进食差而无法满足能量需求的，应遵医嘱给予胃肠外营养支持 监测患者的白蛋白水平，必要时给予少量多次的白蛋白输注
控制感染	患者存在感染者，应积极遵医嘱给予抗感染治疗，并辅助患者充分排痰
控制腹水	通过提高白蛋白水平减少腹水，必要时配合医师行腹腔穿刺抽液 密切监测患者的血清电解质、肝肾功能等，发现异常及时报告医师
纠正心衰	嘱患者采用坐位或半卧位休息 给予持续吸氧 遵医嘱给予强心、利尿等药物纠正心力衰竭，观察药物疗效及不良反应
心理护理	对患者进行安慰，缓解其紧张恐惧、焦虑情绪 与患者家属进行积极沟通，取得理解和配合
术前准备	做好术前护理准备，一旦手术条件成熟，患者可能需要手术治疗，避免病情反复恶化，失去手术机会

第二节　感染性心内膜炎的护理

感染性心内膜炎（infective endocarditis，IE）指心脏内膜或邻近大动脉内膜因细菌、真菌或其他微生物（如病毒、立克次体等）感染而产生的炎症病变，同时伴有赘生物形成。赘生物为大小不等、形状不一的血小板和纤维素团块，内含大量维生素和少量炎性细胞。瓣膜为最常见的累及部位。感染性心内膜炎按临床病程可分为急性和亚急性两类，后者较前者明显多见。根据受累瓣膜材质可分为自体瓣膜感染性心内膜炎和人工瓣膜感染性心内膜炎。根据获得途径又可分为静脉药物依赖者心内膜炎和医源性心内膜炎（NIE）。

一、病因

急性感染性心内膜炎（native valve endocarditis，AIE）主要由金黄色葡萄球菌引起。亚急性感染性心内膜炎主要由草绿色链球菌引起，其次为 D 族链球菌和表皮葡萄球菌。它们均可对损伤的瓣膜具有黏附作用，黏附以后对机体的防御可能产生耐受现象，并可改变局部凝血活性，具有局部增殖能力。

二、发病机制及病理

亚急性病例至少占 2/3 以上，主要发生于器质性心脏病的基础上，以心脏瓣膜病为主，其次为先天性心脏病，但极少发生于房间隔缺损和肺动脉瓣狭窄。受累瓣膜最常见于主动脉瓣和二尖瓣，少见于三尖瓣及肺动脉瓣。发病机制与下列因素有关：①血流动力学因素，主要机制是畸形孔道喷出的血流冲击心内膜面，引起损伤而致病，多发于高速血流处、高压腔至低压腔处。②非细菌性血栓性心内膜炎，内皮受损处形成结节样无菌性赘生物。③短暂性菌血症，循环中的细菌定居在无菌性赘生物上即可引起感染性心内膜炎的发生。急性发病机制尚不清楚。

三、诊断要点

（一）临床表现

临床表现缺乏特异性，不同患者间有很大的差异。

1. 感染的征象

发热为最常见的表现，亚急性者可表现为持续性的低至中度发热，偶有弛张型高热；急性者全身中毒症状明显，可表现为高热，伴有头痛、盗汗、寒战等症状。

2. 心脏损害的征象

可在原有杂音的基础上出现杂音性质的改变或者出现新的杂音是本病的特点。

3. 动脉栓塞

在机体的任何部位均可发生，常见于心、脑、肾、四肢、肺动脉等部位。

4. 感染的非特异性症状

进行性贫血、体重减轻、脾大、杵状指（趾）。

5. 周围体征

多为非特异性，近年已不多见。包括皮肤黏膜可出现瘀点；指和趾垫出现红或紫的痛性结节，即 Osler 结节；指（趾）甲下线状出血；Roth 斑：视网膜的卵圆形出血斑，中心呈白色；Janeway 损害：表现为手掌和足底处直径 1 ~ 4 cm 的无痛性出血红斑。

6. 并发症

（1）心脏：心力衰竭是最常见的并发症。

（2）细菌性动脉瘤：多见于亚急性患者。

（3）迁移性脓肿：多见于急性患者，常发生于肝、脾、骨髓和神经系统。

（4）神经系统：可出现脑栓塞、脑出血等神经系统受累的表现。

（5）肾脏：大多数患者可出现肾动脉栓塞、肾小球肾炎等肾损害。

（二）辅助检查

（1）血培养，阳性血培养对本病诊断有重要价值。

（2）超声心动图，是临床诊治感染性心内膜炎最基本的方法，首选经胸超声心动图。

（3）血常规。

（4）免疫学检查。

（5）尿液检查。

（三）诊断标准

根据临床表现、实验室检查及超声心动图检查制订了杜克（Duke）诊断标准（表 5-8）。

表 5-8　感染性心内膜炎杜克诊断标准

主要标准

（1）2 次不同时间血培养阳性，病原菌为同一典型感染性心内膜炎致病菌

（2）超声心动图异常（赘生物、脓肿、人工瓣膜裂开）或新出现的瓣膜反流

次要标准

（1）心脏本身存在易患因素或者静脉药物成瘾者

（2）发热：体温 ≥ 38℃

（3）血管征象：细菌性动脉瘤、颅内出血、结膜出血，动脉栓塞、感染性肺梗死、Janeway 损害

（4）免疫性征象：肾小球肾炎，Osler 结节、Roth 斑及类风湿因子阳性

（5）致病微生物感染：不符合主要标准的血培养阳性或者与感染性心内膜炎一致的活动性致病微生物感染的血清学证据

确诊：满足 2 项主要诊断标准，或 1 项主要诊断标准 + 3 项次要诊断标准，或 5 项次要诊断标准

疑诊：满足 1 项主要诊断标准 + 1 项次要诊断标准，或 3 项次要诊断标准

四、治疗

（一）抗生素的应用

使用抗生素为最重要的治疗措施。早期、足量、长疗程地使用抗生素，主要以静脉给药的方式，以维持血药浓度在杀菌水平的 4 ~ 8 倍以上，疗程至少 6 ~ 8 周。抗生素的选择应根据血培养及药敏试验的结果，对于高度怀疑感染性心内膜炎的患者，可在连续 3 次采血，每次间隔 30 ~ 60 min，并送检以后即可开始抗生素的应用。

（二）药物选择

可选用足量广谱抗生素杀菌剂，联合用药以增强杀菌能力，如万古霉素、庆大霉素等，真菌感染者选用抗真菌药物，如两性霉素 B。而青霉素仍是治疗感染性心内膜炎最常用、最有效的药物。

（三）手术治疗

各种类型的感染性心内膜炎虽然有众多的抗生素的治疗，但是病死率一直为10% ~ 50%，这与感染性心内膜炎的心脏和神经系统并发症有重要关系。因此，有抗生素治疗无效或严重心脏并发症的患者应该及时考虑手术治疗，可以改善患者的预后。

（四）其他

人工瓣膜心内膜炎治疗均应加庆大霉素，有瓣膜再置换适应证者应早期手术。

五、主要护理问题

1. 体温过高

与感染有关。

2. 营养失调（低于机体需要量）

与食欲缺乏、发热导致机体消耗过多有关。

3. 活动无耐力

与发热、乏力有关。

4. 焦虑

与反复发热、担心预后有关。

5. 知识缺乏

缺乏疾病相关检查、预防及治疗的知识。

6. 潜在并发症

心力衰竭、栓塞等。

六、护理目标

（1）患者体温恢复正常、不适感减轻或消失。

（2）患者焦虑程度减轻，配合治疗及护理。

（3）患者了解疾病的治疗、护理及预防感染。

（4）预防或减少并发症的发生。

七、护理措施

（一）体温过高的护理

1. 观察体温及皮肤黏膜的变化

动态监测体温变化情况，每4 ~ 6 h测量体温，并准确记录体温变化，绘制体温曲线，以判断病情进展及用药效果。评估皮肤有无瘀点、色泽是否改变、指（趾）甲下线状出血等情况及有无消退。

2. 正确采集血标本

应告知患者及家属为提高血培养的准确率，需要多次抽血，且每次采血量较多，在必要时甚至需要暂停抗生素，以取得其理解和配合。急性患者入院后应立即在3 h内每隔1 h采血1次共3次后开始实施治疗，每次采血10 ~ 20 mL，需要同时作需氧和厌氧培养。感染性心内膜炎患者的菌血症为持续性，因此不需要在体温升高时采血。如已使用抗生素的应根据医嘱暂停用药3 ~ 7天根据体温情况做血培养。未使用抗生素的患者在第一天连续采血3次，第2天培养如未见细菌生长应重复采血3次后再开始按医嘱实施治疗。如考虑霉菌、厌氧菌、立克次体的患者应做特殊的培养。

3. 发热的护理

急性期患者应卧床休息，病室安静通风，保持适宜的温度和湿度。观察体温变化，保持皮肤干燥舒适，衣服和皮肤之间可以垫软毛巾，便于更换，预防受凉。出汗较多时应注意适当补充水分及电解质，注意身心得到休息，患者发生寒战时应注意保暖。另外，必要时可予温水擦浴或冰袋物理降温或药物降温，如柴胡、安痛定等肌内注射，根据医嘱合理使用抗生素。

4. 饮食护理

发热患者应注意休息，进食高蛋白、高热量、丰富维生素、清淡有味易消化食物，以补充机体消耗。对于食欲差的患者应做好心理护理，解释营养摄取在适应机体代谢及治疗过程中的重要性，鼓励多饮水并做好口腔护理。根据患者的病情及进食能力，制订合理的饮食计划，可少量多餐。准确记录出入量，为患者的治疗提供依据。如合并心力衰竭应按照心力衰竭患者饮食制订计划。

（二）抗生素应用的护理

（1）及时、准确的根据医嘱给予抗生素，严格按照要求时间准时用药。

（2）观察药物作用及不良反应。

（3）注意有无消化道症状、细菌耐药的产生等。对于肝肾功能不全的患者更应密切观察症状及体征，及时反馈，以便及时调整治疗方案。

（4）由于抗生素对血管刺激性较大，应经常更换穿刺部位，注意保护血管，可使用静脉留置针。

（三）心理护理

（1）解释疾病的相关知识、预后及自我护理。

（2）鼓励患者增强战胜疾病的信心。

（3）针对不同的情况采取个性化护理。

（4）指导患者学会自我放松。

（5）指导患者家属及朋友给予积极的支持和关心。

（四）潜在并发症：栓塞

栓塞可发生于机体的任何部位，因此急性期患者应绝对卧床休息，减少活动，避免因活动量过大而引起血栓脱落。注意患者有无腹痛、头痛、腰痛的发生。重点观察神志、瞳孔、肢体活动及皮肤温度等。对于容易发生下肢深静脉血栓的患者尤其要警惕肺栓塞的发生。如出现可疑现象要及时报告医生并积极协助处理。

（五）健康宣教

详见表5-9。

表5-9 感染性心内膜炎的出院宣教

生活指导	（1）注意保暖，避免感冒，饮食规律，营养丰富，增强抵抗力 （2）合理休息，保持口腔和皮肤清洁，定期牙科检查，少去公共场所，勿挤压痤疮等，减少病原体入侵机会
疾病知识	（1）讲解病因、发病机制和致病菌侵入途径、坚持规律用药的重要性 （2）高危患者在进行侵入检查及治疗手术前应说明病史，以预防性使用抗生素
自我监测	监测自我体温的变化，有无栓塞的表现，定期门诊随访

（六）并发症的观察和护理详见

表5-10。

表5-10 感染性心内膜炎并发症观察及处理

常见并发症	临床表现	处理
心力衰竭	左心衰表现为呼吸困难、咳嗽、咳痰和咯血、疲乏无力、尿少等；右心衰表现为上腹饱胀等消化道症状，也有尿少及夜尿等；全心衰可同时存在或以左或右心衰为主要表现	（1）非药物治疗：低盐低脂饮食，戒烟戒酒，控制液体摄入，急性期需卧床，慢性期可适当活动，预防感染 （2）药物治疗：利尿剂、洋地黄及转换酶抑制剂等可联合使用
神经系统并发症	可见脑栓塞、脑出血等	卧床休息，减少活动，注意有无头痛、头晕等症状
细菌性动脉瘤	多见于亚急性者，受累动脉依次为近端主动脉、脑、内脏和四肢	（1）检查：血管彩超 （2）注意有无四肢麻木、局部疼痛等症状

八、特别关注

（1）体温过高的护理。

（2）抗生素应用的护理。

（3）健康宣教。

第三节　心搏骤停与心脏性猝死的护理

心搏骤停（cardiac arrest）是指心脏射血功能的突然终止，大动脉搏动不能扪及与心音的消失，重要器官的严重缺血、缺氧所最终导致的生命终止。

心脏猝死（sudden cardiac death，SCD）系指由于心脏原因所致的突然死亡。可发生于原有或无心脏病患者中，常无任何危及生命的前期表现，突然的意识丧失，在急性症状出现后 1 h 内死亡，属非外伤性自然死亡。特征为出乎意料的迅速死亡。而心搏骤停常是心脏性猝死的直接原因。

一、病因

绝大多数发生在有器质性心脏病患者。

（1）冠心病及其并发症占 80%，其中有 75% 患者有心肌梗死病史，主要是心肌梗死后左室射血功能降低，频发与复杂性室性心律失常有关。

（2）其次是各种原因的心肌病引起的：各种心肌病引起的心脏性猝死占 5% ~ 15%，如致心律失常型右室心肌病、肥厚型心肌病。

（3）其他原因包括离子通道病：先天性与获得性长 QT 综合征、Brugada 综合征等。

二、病理生理

（1）心脏性猝死主要为致命性心律失常所致。

（2）严重缓慢性心律失常和心脏停搏是心脏性猝死的另一个重要原因。

（3）无脉性电活动，过去称电 - 机械分离，是引起心脏性猝死的相对少见原因，可见于：急性心肌梗死时心室破裂、大面积肺梗死时。

（4）非心律失常性心脏猝死所占比例较少，常由心脏破裂、心脏流入和流出的急性阻塞、急性心脏压塞等导致。

三、临床表现

（1）先兆症状

部分患者发病前有心绞痛、胸闷、气促和极度疲乏感等非特异性症状。也可无前驱表现，瞬间发生心搏骤停。

（2）意识丧失，伴有局部或全身性抽搐。

（3）大动脉搏动不能扪及（如颈动脉、股动脉等）、血压测不出、心音消失。

（4）呼吸断续，呈叹息样或短促痉挛性呼吸，随后呼吸停止。

（5）皮肤苍白或发绀，瞳孔散大，对光反射减弱或消失，由于尿道括约肌和肛门括约肌松弛，可出现两便失禁。

（6）心电图表现。

①心室颤动或心室扑动约占 91%。

②无脉性电活动，有宽而畸形、低振幅的 QRS，频率 20 ~ 30 次 /min，不产生心肌机械性收缩。

③心室静止，呈无波的一直线，或仅见心房波，心室颤动超过 4 min 仍未复律，几乎均转为心室静止。

四、治疗

（一）尽快恢复有效的血循环

1. 胸外心脏按压

将患者仰卧在地面或垫硬板上，实施按压者将双手掌重叠，双肘撑直，保持肩、手肘、手掌在一直线，按压患者的胸骨中、下 1/3 交界处，成人一般按压深度至少为 5 cm、儿童约 5 cm、婴儿约 4 cm。频率至少为 100 次 /min。

2. 电除颤、复律与起搏治疗

心电监测显示为心室颤动，应立即用行非同步电除颤。如采用双向波除颤一般选择 150 ~ 200 J；如使用单向波除颤应选择 360 J；若无效可立即进行第二次和第三次除颤，能量应与第一次相当或提高。对有症状心动过缓患者及严重的房室传导阻滞患者则应进行起搏治疗。而对心搏停止的患者不推荐使用起搏治疗。

3. 药物治疗

肾上腺素可作为首选药物，常规静脉注射 1 mg，肾上腺素可每隔 3 ~ 5 min 重复一次，可增加剂量到 5 mg。血管升压素也可作为一线药物，严重低血压也可给予去甲肾上腺素、多巴胺、多巴酚丁胺等药物。

4. 其他

给予 2 ~ 3 次除颤加 CPR 及肾上腺素之后仍是心室颤动 / 无脉室性心动过速，可考虑给予抗心律失常药物，常用药物胺碘酮，也可考虑利多卡因、溴苄胺、普鲁卡因胺等药物。一般治疗剂量：胺碘酮 150 mg 缓慢静脉注射（10 min），或 1 mg/min 维持；利多卡因 1.5 mg/kg 静脉注射，3 ~ 5 min 重复；溴苄胺 5 mg/kg 静脉注射，5 min 重复 10 mg/kg；普鲁卡因胺 30 mg/min 静脉滴注，最大总量 17 mg/kg，药物除颤与电除颤交替使用，能提高复苏成功率。

（二）呼吸支持

1. 开放气道

将患者头后仰，抬高下颌，清除口腔中的异物和呕吐物。

2. 人工呼吸

口对口的人工呼吸，对患者牙关紧闭不能开口的也可行口对鼻人工呼吸。使患者胸廓隆起伏为有效，吹气一般为 12 ~ 16 次 /min，人工呼吸需与胸外心脏按压以 2 : 30 频率交替进行。

3. 吸氧

一般选择面罩吸氧。

4. 自主呼吸不能恢复时

应尽快气管插管建立人工通气，可使用挤压简易球囊辅助呼吸或呼吸机进行机械通气，纠正低氧血症。

（三）防止脑缺氧和脑水肿

脑复苏是心肺复苏最后成功的关键。

1. 降温

应密切观察体温变化，积极采取降温退热措施。体温以 32 ~ 34℃为宜。

2. 脱水

应用渗透性利尿剂配合降温处理，以减轻脑组织水肿和降低颅内压，有助于大脑功能恢复。

3. 防治抽搐

通过应用冬眠药物控制缺氧性脑损害引起的四肢抽搐及降温过程的寒战反应。

4. 高压氧治疗

通过增加血氧含量及弥散，提高脑组织氧分压，改善脑缺氧，降低颅内压。

5. 促进早期脑血流灌注

抗凝以疏通微循环，用钙通道阻滞剂解除脑血管痉挛。

（四）纠正水、电解质紊乱和酸碱失衡，防治继发感染

五、主要护理问题

1. 循环障碍

与心脏收缩障碍有关。

2. 清理呼吸道无效

与微循环障碍、缺氧及呼吸形态的改变有关。

3. 皮肤完整性受损的危险

与昏迷后长期卧床皮肤受压有关。

4. 潜在并发症

脑水肿、胸骨骨折、感染有关。

六、护理目标

（1）抢救患者的生命。

（2）减少并发症的发生。

七、护理措施

复苏后的护理措施如下（表5-11）。

表5-11 复苏后的护理措施

基础护理	（1）保持床单位清洁、干燥、平整、无渣屑 （2）加强晨晚间护理，每日进行温水擦浴，必要时可热敷按摩受压部位，改善血液循环 （3）根据病情，每30 min～2 h翻身一次，避免拖、拉、推、患者等动作，以免皮肤磨损
气道管理	（1）保持气道通畅，及时拍背、排痰 （2）如为气管插管内吸痰，需严格无菌操作，预防感染 （3）如人工气道应主要气道的温湿化管理 （4）吸痰前后给予高浓度氧通气2～3 min，每次吸痰不应超过15 s，痰液较多的患者应该给氧、吸痰交替进行，避免低氧血症 （5）定时予气管插管气囊放气，一般4～6 h，放气10～30 min，避免气管黏膜受压过久坏死 （6）呼吸机管道每周更换
鼻饲护理	（1）遵医嘱给予高蛋白、低脂肪、高维生素、高热能流质。温度适宜不宜过冷或过烫 （2）鼻饲要定量、定时，一般4～5次/d，200～300 mL/次。也可根据心功能情况，鼻饲温水200～300 mL/次，4～5次/d （3）每次鼻饲前应先检查确认胃管是否在胃内，鼻饲前后应用温水冲洗胃管，鼻饲后胃管末端应反折用无菌纱布包裹 （4）鼻饲液应该现配现用，配制好的营养液放冰箱保存不得超过24 h （5）长期鼻饲的患者胃管应每周更换一次，在末次灌注后拔出，次晨更换，双侧鼻孔交替进行。每日应清洁鼻腔，加强口腔卫生，以预防并发症
尿管护理	（1）安置保留尿管时应严格无菌操作 （2）准确记录尿量、性状、颜色 （3）尿管护理2次/d （4）尿袋每周更换2次，尿管每月更换一次 （5）保持尿管的通畅防止受压、扭曲，防止逆行感染 （6）必要时可遵医嘱进行膀胱冲洗

续　表

口腔护理	（1）口腔护理 2 次 /d，保持口腔的清洁剂湿润 （2）对长期使用抗生素者，应观察口腔黏膜有无霉菌感染。如有可遵医嘱使用制霉菌素 （3）发现口腔黏膜溃疡时可局部涂抹碘甘油或冰硼散 （4）如有口唇干裂可涂抹唇音或液状石蜡
眼部护理	由于昏迷患者多数眼睑关闭不全，定时用生理盐水擦洗眼部，可遵医嘱予眼药膏或凡士林油纱布遮盖眼部，保护眼角膜。预防角膜干燥及炎症
亚低温疗法的护理	（1）定时检查冰帽的温度，保持有效的降温效果 （2）亚低温治疗是否有效，有无并发症的发生与体温的控制情况密切相关，所以必须做好体温护理 （3）用干毛巾保护双耳，避免冻伤耳部 （4）严密观察患者使用后的反应，有无寒战，如果发生可遵医嘱使用镇静剂和解痉剂或短效肌肉松弛剂
心理护理	（1）昏迷患者对外界仍有感知能力，鼓励家属能多与患者说话，给患者听一些舒缓的音乐。促进患者的早日苏醒 （2）患者清醒后，主动关心患者，向患者指导讲解各项健康教育。消除患者顾虑，增强信心，促进康复

微信扫码
◆ 临床科研
◆ 医学前沿
◆ 临床资讯
◆ 临床笔记

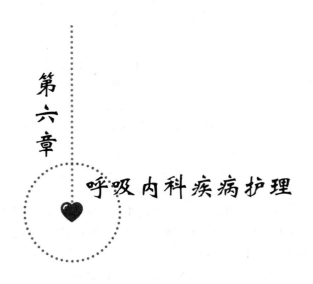

第
六
章　呼吸内科疾病护理

第一节　急性呼吸道感染的护理

急性呼吸道感染（acute respiratory infection）包括急性上呼吸道感染和急性气管－支气管炎。急性上呼吸道感染（简称上感）是鼻腔、咽、喉部急性炎症的总称，是呼吸道最常见的传染病，可发生在任何年龄，一般病情较轻，预后较好，但发病率高，部分患者可伴有严重并发症。急性气管－支气管炎是由感染或非感染因素（如物理、化学刺激）引起的气管－支气管黏膜的急性炎症，本病全年皆可发病，但冬春季及气候突变时多发。

一、护理评估

（一）病因和发病机制

1. 急性上呼吸道感染

有70%～80%由病毒引起，主要有流感病毒（甲、乙、丙型）、副流感病毒、呼吸道合胞病毒、腺病毒、鼻病毒、埃可病毒、柯萨奇病毒等。细菌感染可直接发生或继病毒感染之后发生，以口腔定植菌、溶血性链球菌多见，其次为流感嗜血杆菌、肺炎链球菌和葡萄球菌等，偶见革兰阴性杆菌。当在受凉、淋雨、过度劳累等导致全身或呼吸道局部防御功能降低时，原已存在于上呼吸道或从外界侵入的病毒或细菌迅速繁殖，引起本病。老幼体弱、患有慢性呼吸道疾病者，更易诱发。人体感染后产生的免疫力较弱而短暂，无交叉免疫，故可反复发病。

2. 急性气管－支气管炎

①感染：导致本病的主要原因为上呼吸道感染的蔓延，感染可由病毒或细菌引起。②物理、化学性刺激：过冷空气、粉尘、刺激性气体或烟雾的吸入使气管－支气管黏膜受到刺激引起急性损伤和炎症反应。③过敏反应：吸入花粉、真菌孢子等过敏原，或对细菌蛋白质过敏，均可引起气管－支气管急性炎症。

（二）身体状况

1. 急性上呼吸道感染病因不同，临床表现可有不同的类型。

（1）普通感冒：俗称"伤风"，又称急性鼻炎或上呼吸道卡他，最常见的病原体是鼻病毒。起病较急，以鼻咽部卡他症状为主要表现，初期有咳嗽、咽干、咽痒或灼热感，继而出现打喷嚏、鼻塞、流清水样鼻涕，2～3天后鼻涕变稠，常伴咽痛、流泪、声嘶、呼吸不畅等，可有全身不适、不发热或有低热、轻度畏寒、头痛等。体检可见鼻腔黏膜充血、水肿、有分泌物，咽部轻度充血。本病常能自限，若无并发症，一般5～7天痊愈。

（2）急性病毒性咽炎和喉炎：急性病毒性咽炎临床特征为咽部发痒和灼热感，咽痛不明显，当吞咽疼痛时，常提示有链球菌感染。急性病毒性喉炎表现为声嘶、讲话困难，常伴有发热、咽痛或咳嗽，咳嗽时咽痛加重。体检可见咽、喉部明显充血、水肿，颌下淋巴结肿大且触痛。

（3）急性疱疹性咽峡炎：多为柯萨奇病毒 A 引起，夏季多发。临床表现为明显咽痛、发热。体检可见咽部充血，软腭、腭垂、咽及扁桃体表面有灰白色疱疹和浅表溃疡，周围伴红晕。病程约 1 周，多见于儿童，成年人偶见。

（4）急性咽结膜热：主要由柯萨奇病毒、腺病毒等引起。常发生于夏季，儿童多见，多由游泳传播。临床表现为发热、咽痛、畏光、流泪、咽及结膜明显充血。病程 4 ~ 6 天。

（5）细菌性咽扁桃体炎：多由溶血性链球菌感染引起，其次为流感嗜血杆菌、肺炎链球菌、葡萄球菌等。常起病迅速，畏寒，发热，体温可达 39℃ 以上，咽痛明显。体检可见咽部明显充血，扁桃体充血、肿大，表面有黄色脓性分泌物，颌下淋巴结肿大、压痛。

少数急性上感患者可并发急性鼻窦炎、中耳炎、气管 – 支气管炎、病毒性心肌炎、急性肾小球肾炎、风湿热等。

2. 急性气管 – 支气管炎

起病较急，部分患者可出现全身症状，可有头痛、发热等，体温多在 38℃ 左右，多于 3 ~ 5 天降至正常。咳嗽、咳痰为最主要的症状，初为干咳或少量黏液痰，随后痰量增多，咳嗽加剧，偶有痰中带血。伴支气管痉挛时，可有胸闷、气促。体检可无明显阳性体征，也可在两肺听到散在干、湿啰音，部位不固定，咳嗽后可减少或消失。咳嗽、咳痰可延续 2 ~ 3 周，如迁延不愈，可演变为慢性支气管炎。

（三）辅助检查

1. 血常规检查

病毒感染时白细胞正常或偏低，淋巴细胞比例增多；细菌感染时白细胞总数常增多，中性粒细胞增多。

2. 病原学检查

细菌培养可判断细菌类型并做药物敏感试验以指导临床用药。因病毒类型繁多，且对治疗无明显帮助，一般无须明确病原学检查。

3. 胸部 X 线检查

多正常。

（四）治疗要点

1. 针对病原治疗

病毒感染者，给予抗病毒治疗，如利巴韦林、奥司他韦、金刚烷胺等；细菌感染者给予抗生素治疗，如大环内酯类、青霉素类、头孢菌素类、喹诺酮类药物。

2. 对症治疗

干咳者可用右美沙芬、喷托维林等镇咳药物；痰多不易咳出者选用盐酸氨溴索、溴己新或雾化祛痰；气喘者可用氨茶碱等平喘药；发热时可用解热镇痛剂，金嗓子喉宝、西瓜霜润喉片等可减轻咽痛不适。

二、主要护理诊断／问题

1. 清理呼吸道无效

与呼吸道感染、痰液黏稠有关。

2. 体温过高

与呼吸道感染有关。

3. 潜在并发症

鼻窦炎、中耳炎、心肌炎、肾炎。

三、护理措施

（一）一般护理

病情较重或年老体弱者应卧床休息，室内保持空气流通，注意保暖，防止受凉。注意呼吸道隔离，嘱患者避免到人多的地方，必要时戴口罩，当咳嗽、打喷嚏时应以纸巾捂住，避免传染给他人。鼓励患者多饮水，给予清淡、易消化、营养丰富的食物，避免辛辣刺激性食物，戒烟。

（二）病情观察

观察咽痛、流涕、流泪情况，咳嗽咳痰的性质、程度及痰量的改变。高热者每4h测体温、脉搏、呼吸1次，及时记录。若出现发热、头痛剧烈伴脓涕、鼻窦压痛等提示鼻窦炎；出现耳痛、耳鸣、听力减退或外耳道流脓等提示中耳炎；恢复期出现胸闷、心悸伴心电图改变提示心肌炎；眼睑水肿、腰酸、尿异常等提示肾小球肾炎，应及时报告医生。

（三）用药护理

向患者介绍药物的名称、作用、用法及不良反应，不可滥用药物。应用抗生素时，注意有无皮疹等过敏现象，如使用解热镇痛药，需注意出汗情况，避免大量出汗引起虚脱。

（四）对症护理

体温超过39℃时进行物理降温，如温水擦浴、乙醇擦浴或冰袋置大血管处等，必要时遵医嘱用药物降温。出汗后应及时擦干汗液，更换衣服和被褥，保持皮肤的清洁、干燥。寒战者注意保暖。痰多且黏稠时，嘱患者多饮水，或遵医嘱雾化吸入，以稀释痰液，利于排痰。

（五）心理护理

病情一般较轻，患者没有心理负担。如有并发症，易引起紧张不安、焦虑等，应安慰患者，并鼓励患者积极治疗，争取早日康复。

（六）健康指导

1. 知识指导

向患者和家属介绍疾病发生发展过程及可能带来的后果，介绍本病防治知识。注意保暖防寒，疾病流行期间避免到人群聚集的地方，必要时需戴口罩进行防护。

2. 生活指导

生活要有规律，保证充足睡眠。保持房间空气流通，温、湿度适宜。加强营养及耐寒锻炼，增强体质，提高机体免疫力。

第二节　肺炎的护理

肺炎（pneumonia）指由病原微生物、理化因素、免疫损伤、过敏及药物等引起的终末气道、肺泡和肺间质的急性渗出性炎症，以细菌感染最多见。肺炎是呼吸系统的常见病，在我国发病率、病死率较高，老年人或免疫功能低下者并发肺炎时死亡率更高。肺炎发病率、病死率高可能与人口老龄化、吸烟、环境污染、病原体变迁、医院获得性肺炎发病率增高、不合理应用抗生素引起细菌耐药性增高和部分人群贫困化加剧等因素有关。

一、分类

可按病因、解剖和患病环境加以分类。

（一）病因分类

1. 细菌性肺炎

最常见的肺炎。如肺炎链球菌、金黄色葡萄球菌、溶血性链球菌、肺炎克雷白杆菌、大肠杆菌、流感嗜血杆菌等。

2. 病毒性肺炎

如呼吸道合胞病毒、流感病毒、腺病毒、冠状病毒、巨细胞病毒等。

3. 非典型病原体所致肺炎

如军团菌、支原体、衣原体等。

4. 真菌性肺炎

如白色念珠菌、曲霉菌、隐球菌、肺孢子菌等。

5. 其他病原体所致肺炎

如立克次体、弓形体、寄生虫等。

6. 理化因素所致的肺炎

如放射性损伤引起的放射性肺炎、接触过敏原所致的过敏性肺炎、吸入刺激性气体或液体引起的化学性肺炎等。

（二）解剖部位分类

1. 大叶性（肺泡性）肺炎

病原体首先在肺泡引起炎症，继而通过肺泡间孔向其他肺泡蔓延，以致部分或整个肺段、肺叶发生炎性改变。典型病例表现为肺实质炎症，而支气管一般未被累及。致病菌多为肺炎链球菌。

2. 小叶性（支气管性）肺炎

病原体经支气管入侵，引起细支气管、终末细支气管和肺泡的炎症。常继发于其他疾病，如支气管炎、支气管扩张症、上呼吸道病毒感染以及长期卧床的重危患者。无实变体征，肺下叶常受累。其病原体有肺炎链球菌、葡萄球菌、病毒、肺炎支原体和军团菌等。

3. 间质性肺炎

以肺间质炎症为主，病变累及支气管壁及其周围组织，有肺泡壁增生及间质水肿。由于病变在肺间质，故呼吸道症状轻，异常体征不多。可由细菌、支原体、衣原体、病毒等引起。

（三）患病环境分类

1. 社区获得性肺炎

在医院外获得的感染引起的肺炎，包括具有明确潜伏期的肺炎患者在潜伏期间入院，而后出现症状的肺炎。常见的病原体为肺炎链球菌、流感嗜血杆菌、金黄色葡萄球菌、军团菌、支原体、衣原体、病毒等，以肺炎链球菌最常见。

2. 医院获得性肺炎

患者在入院时不存在炎症，也不处于感染潜伏期，而在入院 48 h 后在医院内发生的肺炎。革兰阴性杆菌感染所占比例高，常为混合感染，耐药菌株多，病死率较高。无感染高危因素患者的常见病原体依次为肺炎链球菌、流感嗜血杆菌、金黄色葡萄球菌、大肠杆菌、肺炎克雷白杆菌等；有感染高危因素患者的常见病原体依次为铜绿假单胞菌、大肠杆菌、肺炎克雷白杆菌等，金黄色葡萄球菌的感染有明显增加的趋势。

常见肺炎的症状、体征、X 线征象和抗生素的选用，（见表 6-1）。

表 6-1 常见肺炎的症状、体征、X 线征象和抗生素的选用

致病菌	症状与体征	X 线征象	首选抗生素	其他抗生素
肺炎链球菌	起病急、寒战、高热、铁锈色痰、胸痛、肺实变	肺叶或肺段实变，无空洞	青霉素 G	红霉素、林可霉素，一代头孢、喹诺酮类
葡萄球菌	起病急、寒战、高热、脓血痰、毒血症明显	肺叶或小叶浸润、早期空洞\脓胸	耐酶青霉素加氨基糖苷类	青霉素 G、头孢菌素类、克林霉素、红霉素
肺炎克雷白杆菌	起病急、寒战、高热、全身衰竭、痰稠可呈砖红色胶冻状	肺小叶实变、蜂窝状脓肿、叶间隙下坠	氨基糖苷类加半合成广谱青霉素	头孢菌素类、喹诺酮类
铜绿假单胞菌	毒血症明显、脓痰可呈蓝绿色	弥漫性支气管肺炎、早期肺脓肿	氨基糖苷类加半合成广谱青霉素	头孢菌素类、喹诺酮类
大肠杆菌	原有慢性病、发热、脓痰、呼吸困难	支气管肺炎脓胸	氨基糖苷类加半合成广谱青霉素	头孢菌素类、喹诺酮类、多黏菌素

续　表

致病菌	症状与体征	X线征象	首选抗生素	其他抗生素
流感嗜血杆菌	高热、呼吸困难、呼吸衰竭	支气管肺炎、肺叶实变、无空洞	氨苄西林	头孢菌素类、阿莫西林、阿奇霉素
军团菌	高热、肌痛、相对缓脉	下叶斑片状浸润、进展迅速、无空洞	红霉素	利福平、大环内酯类、磺胺类、多西环素
厌氧菌	吸入感染、高热、痰臭、毒血症明显	支气管肺炎、脓胸、脓气胸、多发性肺脓肿	青霉素G加甲硝唑	克林霉素、替硝唑、头孢菌素类、喹诺酮类
支原体	起病缓、可流行、发热、乏力、肌痛	下叶间质性、支气管肺炎、3～4周自行消散	红霉素	大环内酯类、喹诺酮类
念珠菌、曲菌	久用广谱抗生素或免疫抑制剂、起病缓、痰黏	两肺中下野纹理加深、空洞内可有曲菌球	氟康唑、两性霉素B	氟胞嘧啶、酮康唑

二、病因与发病机制

肺炎可由多种病原微生物（细菌、非典型病原体、病毒、真菌、立克次体、寄生虫等）引起，也可由于理化因素、免疫损伤、过敏及药物所致。其中细菌感染引起的肺炎最为常见，占80%左右。

正常呼吸道免疫防御机制（支气管内黏液–纤毛系统、肺泡巨噬细胞等）使气管隆突以下的呼吸道保持无菌。若病原体数量多、毒力强，宿主抵抗力低，即可发生肺炎。病原体侵入下呼吸道引起肺炎的途径：①空气吸入。②血行播散。③邻近感染部位蔓延。④误吸上呼吸道定植菌、胃肠道定植菌。⑤通过人工气道吸入环境中致病菌等。病原体到达下呼吸道后，滋生繁殖引起肺泡毛细血管充血、水肿，肺泡内纤维蛋白渗出及细胞浸润。金黄色葡萄球菌、铜绿假单胞菌和肺炎克雷白杆菌等可引起肺组织的坏死、形成空洞，其余肺炎愈合后多不遗留瘢痕，肺的结构功能不受影响。

近年来，由于抗生素的广泛应用，肺部感染的致病菌及其毒性发生了显著变化，金黄色葡萄球菌和革兰阴性杆菌肺炎比例增高，但仍以肺炎球菌为主，整叶实变已少见。本节仅叙述最常见的肺炎球菌肺炎患者的护理。

三、护理评估

（一）病因与发病机制

1. 病因

肺炎链球菌或称肺炎球菌，为革兰染色阳性球菌，呈双排列或短链排列，有荚膜。根据菌体荚膜多糖体的抗原性，肺炎链球菌可分86个血清型，以第3型毒力最强。

2. 发病机制

肺炎链球菌为上呼吸道正常菌群。当机体免疫力下降时，有毒力的肺炎链球菌侵入人体而致病，其致病力为菌体外荚膜对组织的侵袭作用。首先引起肺泡壁水肿，出现白细胞与红细胞的渗出，细菌随渗出液经肺泡间孔向肺的中央部分扩展，甚至累及几个肺段或整个肺叶。因病变开始于肺的外周，故叶间分界清楚，且容易累及胸膜。少数患者可发生菌血症或感染性休克，老年人及婴幼儿的病情尤为严重。肺炎链球菌不产生毒素，不引起组织坏死和空洞形成，炎症消散后肺组织结构多无破坏，不留纤维瘢痕。典型肺炎球菌肺炎的病理变化为充血期、红色肝变期、灰色肝变期和消散期4个过程。

（二）身体状况

1. 症状

多数患者发病前有受凉、淋雨、酗酒、劳累、吸入有害气体、全身麻醉等诱因，大部分患者有上呼吸道感染的前驱症状。冬季和初春多见，发病对象多为原来健康的青壮年或老年与婴幼儿，男性较多见。

（1）全身症状：起病急骤，突然出现寒战、高热，体温可达39℃以上，呈稽留热，常伴有全身酸痛、疲乏无力等症状。部分患者可出现恶心、呕吐、腹胀、腹泻等消化道症状。若感染严重可出现神志模糊、嗜睡、谵妄，甚至昏迷、血压下降等。

（2）呼吸系统症状：主要为咳嗽、咳痰和胸痛。初期可为干咳或伴有少量黏液痰，2～3天后可出现铁锈色痰，4～5天转为黏液脓性痰，后期出现稀薄淡黄色痰。胸膜受累时可有胸痛，常为刺痛，咳嗽或深呼吸时加剧，患侧卧位时减轻。

2. 体征

患者呈急性病容，口周可出现疱疹，病变严重可有发绀、呼吸困难表现。肺实变时叩诊呈浊音或实音，呼吸音减弱，语颤增强，听诊可闻及支气管呼吸音。病变累及胸膜时可有胸膜摩擦音，消散期可出现湿啰音，严重感染可伴发休克征象。

3. 并发症

近年来因抗生素广泛应用，并发症已经少见。

（1）感染性休克：肺炎出现感染性休克时称休克型肺炎或中毒性肺炎。此时肺炎典型症状并不突出，主要表现为意识模糊或昏迷、烦躁；血压降至 80/50 mmHg 以下；心动过速、脉搏细弱；体温不升或过高；面色苍白、四肢厥冷、冷汗、发绀、少尿或无尿等；白细胞过高（大于 $30 \times 10^9/L$）或过低（小于 $4 \times 10^9/L$）。

（2）渗出性胸膜炎、中毒性心肌炎、中毒性脑病、成人急性呼吸窘迫综合征等。

（三）心理、社会状况

因起病急骤、病情进展快，患者及家属无心理准备，加之胸痛、气促等影响休息与活动，故易引起焦虑、烦躁不安等情绪。当病情严重时，容易导致患者紧张或恐惧心理。

（四）辅助检查

1. 血常规

白细胞计数增高，可达（10～30）$\times 10^9/L$，中性粒细胞高达 0.80 以上，可有中毒颗粒和核左移。年老体弱、免疫功能低下者白细胞计数可不增高，中性粒细胞比例仍增高。

2. 痰液检查

痰涂片或痰培养，可确定病原体。

3. 胸部 X 线检查

诊断的主要依据。早期仅见肺纹理增粗或病变的肺段、肺叶稍模糊。随病变进展，可见大片炎性浸润阴影或实变影，消散期随炎性浸润的逐渐吸收可呈现"假空洞"征。多数病例 3～4 周后可完全吸收。

4. 血气分析和生化检查

可有低氧血症、呼吸性碱中毒、代谢性酸中毒等。

（五）诊断要点

凡急性起病，畏寒、发热伴胸痛、呼吸困难和咳嗽都应怀疑肺炎球菌肺炎。根据病史、临床表现及胸部 X 线改变，痰液检查到病原体等可做出诊断。

（六）治疗要点

1. 一般支持和对症治疗

严密观察体温、脉搏、呼吸和血压的变化，早期应卧床休息，多饮水，必要时静脉补液。高热患者以物理降温为主。呼吸困难及发绀明显者给予氧疗。剧烈胸痛时，可适当给予镇痛药。刺激性干咳者可给可待因口服，痰量较多的给祛痰剂，如盐酸氨溴索、氯化铵等。烦躁不安、谵妄者可用地西泮肌内注射或水合氯醛灌肠。

2. 抗菌药物治疗

一经诊断立即行抗菌药物治疗，不必等待细菌培养结果。首选青霉素 G，轻症可肌内注射，重症宜静脉用药。若抗生素有效，用药后 24～72 h 体温即可恢复正常，抗菌药物疗程一般为 7 天，或在退热后 3 天改为口服用药，维持数天。对青霉素过敏或耐青霉素者，可用喹诺酮类、头孢菌素类、林可霉素、红霉素等药物。

3. 并发症治疗

如脓胸、心包炎等给予相应治疗，有感染性休克者抗休克治疗。

四、主要护理诊断／问题

1. 体温过高

与致病菌引起的肺部感染有关。

2. 清理呼吸道无效

与肺部炎症、痰液黏稠、咳嗽无力有关。

3. 气体交换受损

与肺部感染、痰液黏稠引起呼吸道不通畅、呼吸面积减少有关。

4. 疼痛

胸痛与肺部炎症累积胸膜有关。

5. 知识缺乏

缺乏疾病发生、发展及防治等知识。

6. 潜在并发症

感染性休克。

五、护理目标

体温下降至正常；呼吸道保持通畅，能有效排出痰液；呼吸困难、发绀减轻或消失，低氧血症得以纠正；胸痛减轻或消失；了解疾病的发生与发展，能有效预防。

六、护理措施

（一）一般护理

1. 休息与活动

急性期应卧床休息，安置患者于舒适体位。室内空气清新，温、湿度适宜，限制探视。集中安排治疗和护理活动，保证患者有足够的休息，减少耗氧量，缓解头痛、肌肉酸痛、胸痛等症状。

2. 饮食

给予高热量、高蛋白、高维生素、易消化流质或半流质饮食，少食多餐。多饮水（1500～2000 mL/d），必要时遵医嘱静脉补液，以维持水、电解质平衡。老年人或有心脏疾病者应控制补液速度，以防急性肺水肿。

（二）病情观察

监测生命体征、意识状态和尿量变化，准确记录 24 h 出入液量。注意观察患者咳嗽和排痰情况、呼吸困难程度、有无感染性休克等并发症表现。若有异常，应及时报告医生并做出相应处理。

（三）用药护理

遵医嘱给予抗生素治疗，需行皮试的必须先行皮试，皮试阴性的患者方能使用。治疗过程中，密切观察患者反应，如出现皮疹、呼吸困难等现象，可能为过敏现象，应立即停止输液，及时报告医生。抗生素单独应用，最好不混合使用。现配现用，不可配制后放置过长时间。密切观察患者治疗后的反应，体温是否下降，咳嗽、咳痰情况是否好转，胸痛是否好转等。

（四）对症护理

1. 保持呼吸道通畅

指导患者有效咳嗽，对痰液黏稠不易咳出或排痰无力者，可协助拍背、体位引流、雾化吸入等促进排痰。

2. 缓解胸痛

维持患者舒适的体位，可采取患侧卧位，在咳嗽时可用枕头等物夹紧胸部，以降低胸廓活动度。胸痛剧烈者遵医嘱应用镇痛、止咳药，以缓解疼痛和改善肺通气。

3. 吸氧

可提高血氧饱和度，改善呼吸困难症状。注意观察患者呼吸频率、节律、深度的变化，并给予血氧饱和度监测。

（五）感染性休克的护理

1. 体位、氧疗

绝对卧床，去枕平卧，头部抬高 15°，注意保暖（忌用热水袋），尽量减少搬动。鼻导管吸氧，氧流量为 4 ~ 6 L/min，维持动脉氧分压在 60 mmHg 以上。

2. 补充血容量，纠正酸中毒

迅速建立两条静脉通道，遵医嘱补充液体，维持有效血容量，降低血液的黏稠度，防止弥散性血管内凝血的发生。补液速度不宜过快，随时观察患者血压、尿量、呼吸、脉搏等，监测中心静脉压。遵医嘱静脉滴注 5% 碳酸氢钠，监测酸碱状况和电解质情况。

3. 应用血管活性药物的护理

应用血管活性药物时，应注意防止药物渗出血管外引起局部组织坏死和影响疗效。同时应密切监测血压，维持收缩压在 90 ~ 100 mmHg，保证重要器官的血液供应。

4. 观察病情

密切观察并记录患者的生命体征、意识状态、尿量等，及时判断病情演变。如患者神志逐渐清醒、皮肤红润温暖、脉搏有力、呼吸平稳、血压回升、尿量增多，提示休克纠正。

（六）心理护理

主动跟患者交流，多陪伴、安慰患者，稳定患者的情绪。耐心讲解疾病的发生、发展过程，告知患者肺炎治疗的方法和预后，解释说明各项操作的过程和目的，鼓励患者树立战胜疾病的信心。

（七）健康指导

1. 疾病知识指导

指导患者及家属了解肺炎发生的病因，避免受凉、酗酒和过度疲劳等诱因，尤其是年老体弱和糖尿病、血液病、营养不良、艾滋病等免疫功能低下者。

2. 生活指导

注意休息，劳逸结合，生活要有规律。保证营养，加强锻炼，提高抵抗力。天气变化时及时增减衣物，注意保暖，预防呼吸道感染。对于意识障碍、长期卧床者，指导家属帮助患者定时翻身、拍背，促使痰液咳出。如出现发热、咳嗽、呼吸困难等不适表现，应及时就诊。

3. 用药指导

告知患者按医嘱服药，学会观察疗效及不良反应。如有异常，及时报告医生。

七、护理评价

患者体温是否已经降至正常；能否顺利排痰；呼吸困难是否缓解；胸痛是否缓解或消失；是否了解疾病的发生与发展、防治等知识。

第三节　支气管扩张症的护理

支气管扩张症（bronchiectasis）简称支扩，是指支气管及其周围肺组织的慢性炎症和阻塞，导致直径大于 2 mm 的中等大小的支气管管壁肌肉和弹性组织的破坏，造成管腔的慢性异常扩张和变形。主要症状为慢性咳嗽、咳大量脓痰和（或）反复咯血。多于儿童或青年期起病。近年来由于麻疹、百日咳疫苗的预防接种和抗生素的应用，本病的发病率已明显降低。

一、护理评估

（一）病因与发病机制

1. 支气管 – 肺感染和阻塞

婴幼儿时期支气管、肺组织感染是支气管扩张症最常见的病因。由于婴幼儿支气管较细、支气管壁发育尚未完善，管壁薄弱，易于阻塞和遭受破坏。支气管炎、支气管肺炎引起管壁黏膜充血、水肿，使管腔狭小，分泌物易阻塞管腔，导致引流不畅而加重感染。反复感染破坏支气管管壁的各层组织，削弱管壁的支撑作用。咳嗽时管腔内压增高，加之呼吸时胸腔内压牵引，致使支气管变形扩张。感染和阻塞两者相互影响，互为因果，促使支气管扩张的发生和发展。肺结核、COPD、肺脓肿等患者若反复严重感染也可损伤支气管各层组织，导致支气管扩张。

2. 支气管先天性发育障碍和遗传因素

较少见，如肺囊性纤维化、纤毛运动障碍、先天性丙种球蛋白缺乏症等疾病所引起的支气管扩张。可能与软骨发育不全或弹性纤维不足，导致局部管壁薄弱或弹性较差所致。部分遗传性抗胰蛋白酶缺乏者也常伴有支气管扩张。

3. 全身性疾病

已发现类风湿关节炎、系统性红斑狼疮、溃疡性结肠炎、支气管哮喘等免疫性疾病可同时伴有支气管扩张。一些不明原因的支气管扩张症，其体液免疫和（或）细胞免疫功能有不同程度的异常，提示支气管扩张可能与机体免疫功能失调有关。

（二）病理

支气管扩张常位于段或亚段的支气管，有管壁破坏和炎性改变，包括柱状、囊状和不规则扩张三种类型。受累管壁的结构包括软骨、肌肉、弹性组织被破坏，为纤维组织替代，管腔扩张。扩张的管腔内可积聚大量稠厚的脓性分泌物。支气管扩张常伴有毛细血管、支气管动脉和肺动脉终末支扩张和吻合，形成血管瘤，易致反复咯血。因左下肺叶支气管细长、与主支气管的夹角大、受心脏及大血管压迫等因素致引流不畅易发感染，故左下叶支气管扩张更多见。

（三）身体状况

1. 症状

多起病于小儿或青年，呈慢性经过。多数患者在童年期有麻疹、百日咳或支气管肺炎迁延不愈的病史。早期常无症状，随疾病发展可出现典型临床症状。

（1）慢性咳嗽、大量脓痰：咳嗽、咳痰与体位改变有关，痰量可多达 100 ~ 400 mL/d。急性感染发作时，黄绿色脓痰量增多。痰液静置后分 3 层：上层为泡沫，中层为黏液或黏液脓性，底层为坏死组织沉淀物。合并厌氧菌感染时，痰有恶臭味，常见病原体为铜绿假单胞菌、金黄色葡萄球菌、流感嗜血杆菌等。

（2）反复咯血：50% ~ 70% 的患者有不同程度的咯血史，咯血量与病情严重程度、病变范围有时不一致。少数患者仅以反复咯血为唯一症状，临床上称为"干性支气管扩张"，其病变多位于引流良好的上叶支气管，常见于结核性支气管扩张。

（3）反复肺部感染：特点是同一肺段反复发生感染并迁延不愈，源于扩张的支气管清除分泌物的功能丧失，引流差，易于反复发生感染。

（4）慢性感染中毒症状：反复感染者可出现发热、乏力、食欲减退等，病程较长者可有消瘦、贫血，儿童可影响生长发育。

2. 体征

早期或干性支气管扩张肺部可无异常体征。典型者在下胸部、背部闻及固定、持久的局限性湿啰音，有时可闻及哮鸣音。部分患者有杵状指（趾）、营养不良，出现肺炎、肺脓肿、肺气肿、肺心病等并发症时可有相应体征。

（四）辅助检查

1. 血常规检查

继发感染时，血白细胞计数和中性粒细胞增高；反复咯血者可出现红细胞和血红蛋白减少。

2. 病原学检查

痰涂片和细菌培养可发现致病菌。

3. 影像学检查

（1）胸部 X 线平片：典型者为一侧或双侧下肺纹理增粗紊乱，其中有多个不规则的蜂窝状透亮阴影或沿支气管的卷发样阴影，感染时阴影内出现小液平面。柱状支气管扩张的 X 线表现是"轨道征"，是气道壁增厚影。

（2）支气管造影：可确诊，并明确支气管扩张的部位、形态、范围和病变严重程度。

（3）胸部 CT：可显示管壁增厚的柱状扩张或成串成簇的囊性改变。高分辨率 CT（HRCT）较常规 CT 具有更高的分辨力，提高了 CT 诊断支气管扩张的敏感性，是支气管扩张的主要诊断方法，已基本上取代支气管造影。

（4）纤维支气管镜检查：可明确出血、扩张或阻塞的部位，还可进行活检、局部灌洗，进行细菌学、组织细胞学检查，有助于诊断、鉴别诊断与治疗。

（五）治疗要点

支气管扩张症的治疗原则是控制感染，保持呼吸道引流通畅，必要时手术治疗。

1. 控制感染

急性感染期的主要治疗措施。可根据痰细菌培养和药物敏感试验选择有效抗生素，如氨苄西林、阿莫西林或头孢菌素类；有铜绿假单胞菌感染时，可口服喹诺酮类，静脉给予氨基糖苷类或第三代头孢菌素；伴有厌氧菌感染时，可加用甲硝唑或替硝唑。

2. 消除痰液

控制感染和减轻全身中毒症状的关键。①祛痰药：宜在体位引流前用，常用复方甘草合剂或盐酸氨溴索、溴己新。②支气管扩张药：支气管痉挛时影响痰液排出，可口服氨茶碱，必要时加用 β_2 受体激动剂喷雾（吸入）。③体位引流：有利于排出积痰，若痰黏稠可事先做雾化吸入。④纤维支气管镜吸痰：若以上排痰措施仍不能有效排痰，可通过纤维支气管镜向气管内注入生理盐水冲洗，稀释痰液并吸痰，也可直接向气管内注入抗生素。

3. 手术治疗

病变范围局限、全身情况较好、经充分内科治疗仍顽固反复发作者可考虑外科手术切除病变肺组织。

4. 咯血的处理

大咯血要防止窒息。内科治疗不能控制的咯血可行支气管动脉造影，对出血的小动脉定位后注入吸收性明胶海绵或聚乙烯醇栓，或导入钢圈进行栓塞止血。

二、主要护理诊断/问题

1. 清理呼吸道无效

与痰多黏稠、无效咳嗽有关。

2. 有窒息的危险

与痰液潴留、大咯血有关。

3. 营养失调（低于机体需要量）

与慢性感染致机体消耗增多有关。

4. 有感染的危险

与痰液引流不畅有关。

5. 焦虑

与疾病迁延、反复咯血有关。

三、护理措施

（一）一般护理

1. 休息与活动

急性感染或病情严重者应卧床休息，以减少肺活动度，避免因活动诱发咯血。大咯血者应绝对卧床休息。病情缓解时逐渐增加活动量，劳逸结合，避免剧烈运动。保持室内空气流通，无异味。注意保暖，避免受凉。

2. 饮食护理

给予高蛋白、高热量、高维生素、易消化饮食，少食多餐。指导患者在咳痰后及进食前用清水或漱口剂漱口，保持口腔清洁，祛除痰臭，增进食欲。

（二）病情观察

观察痰液的量、颜色、性质、气味和黏稠度，咳嗽、咳痰与体位的关系，静置后有无分层现象，记录 24 h 痰量。注意患者有无毒血症表现，如发热、消瘦、贫血等。定期监测体温、心率、呼吸和血压，病情严重者注意患者有无缺氧情况，如气促、发绀等表现。若出现咯血，应观察咯血的颜色、性质及量，密切观察病情变化，警惕窒息的发生。

（三）用药护理

遵医嘱应用抗生素、祛痰剂、支气管扩张药，观察治疗效果及不良反应，并指导患者掌握药物的剂量、用法、疗效和不良反应。

（四）促进排痰，保持气道通畅

保证足够的水分，饮水量应在 1 500 ~ 2 000 mL/d，充足的水分有利于稀释痰液。根据病变部位实施体位引流，为增加引流效果，鼓励患者做深呼吸、有效咳嗽，辅以拍背，便于痰液排出。

（五）心理护理

护士应尊重、关心患者。多与患者交谈，了解其心理状态，给予心理支持。向患者介绍支气管扩张反复发作的原因及治疗进展，帮助患者树立战胜疾病的信心。患者出现咯血时，应陪伴患者，保持情绪稳定，避免因情绪波动加重出血。

（六）健康指导

1. 知识指导

帮助患者及家属了解本病的疾病知识，指导其正确认识和对待疾病。介绍防治百日咳、麻疹、支气管肺炎、肺结核等呼吸道感染的重要性，积极治疗上呼吸道慢性病灶。告知患者排痰的重要性，教会患者有效咳嗽、排痰的方法。指导家属帮助患者叩击背部、雾化吸入及体位引流。出现咯血时要保持镇静，将血咳出，不可屏气，以免导致窒息。注意保暖，预防呼吸道感染。

2. 生活指导

加强营养对机体康复有重要意义，要补充足够的营养，以增加机体抵抗力。多饮水，以利于排痰。戒烟、戒酒。鼓励患者参加体育锻炼，避免剧烈运动。建立良好的生活习惯，消除紧张心理，防止病情进一步加重。

3. 自我病情监测

指导患者和家属学会监测感染和咯血等症状，一旦病情加重，及时就诊，防止病情恶化。

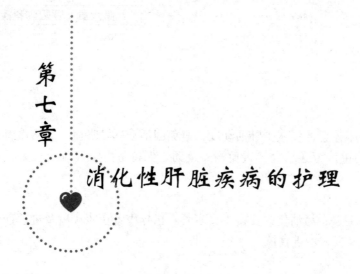

第七章

消化性肝脏疾病的护理

第一节　肝硬化的护理

肝硬化（cirrhosis of liver）是由于一种或多种致病因素长期或反复作用于肝脏，造成以肝细胞坏死、肝组织弥漫性纤维化、假小叶和再生结节形成特征的慢性肝病，门静脉高压和肝功能损害为主要临床表现，晚期可出现上消化道出血、肝性脑病、继发感染等严重并发症。

我国肝硬化患者占内科住院人数的 4% ~ 14%，发病年龄在 35 ~ 50 岁，男女比例为（4 ~ 8）∶1。

一、病因与发病机制

引起肝硬化的病因很多，我国以病毒性肝炎最为常见，国外则以酒精中毒居多。

1. 病毒性肝炎

主要为乙型、丙型或乙型加丁型重叠感染，甲型和戊型病毒性肝炎不发展为肝硬化。一般认为肝硬化是经过慢性肝炎演变而来的。

2. 酒精中毒

长期大量酗酒引起酒精性肝炎，继而发展为肝硬化，主要是乙醇和其中间代谢产物乙醛对肝脏的毒性作用所致。

3. 循环障碍

慢性充血性心力衰竭、缩窄性心包炎、肝静脉和（或）下腔静脉阻塞，可使肝脏长期瘀血，肝细胞发生缺氧、坏死和结缔组织增生，最终演变为瘀血性肝硬化。

4. 胆汁淤积

持续存在肝外胆管阻塞或肝内胆汁淤积时，高浓度的胆汁酸和胆红素对肝细胞有损害作用，可导致肝硬化。

5. 遗传和代谢障碍

由于遗传或先天性酶缺陷，致使代谢产物积聚于肝脏，引起肝细胞坏死和结缔组织增生。

6. 工业毒物或药物

长期接触四氯化碳、磷、砷等或服用甲基多巴、四环素、双醋酚汀等，可引起中毒性肝炎，最终演变为肝硬化。

7. 营养障碍

食物中长期缺乏蛋白质、维生素，或脂肪堆积可引起吸收不良和营养失调、肝细胞脂肪变性和坏死以及降低肝对其他致病因素的抵抗力。

8. 血吸虫病

虫卵沉积于汇管区，引起纤维组织增生，导致窦前性门静脉高压。

9. 免疫紊乱

自身免疫性肝炎可演变为肝硬化。

10. 隐源性肝硬化

病因不明者占 5% ~ 10%，其中一部分可能由非酒精性脂肪性肝炎发展而成的。

二、临床表现

肝硬化起病隐匿，病程发展一般比较缓慢，病情亦较轻微，可潜伏 3 ~ 5 年或更长时间。临床上将肝硬化分为肝功能代偿期和失代偿期，两期的界限不明显。

（一）代偿期

症状轻，或无任何不适。早期以乏力、食欲不振较突出，可伴有上腹部不适、腹胀、恶心、腹泻、厌油腻等，症状经休息或治疗可缓解。肝脏轻度肿大，质偏硬，可有轻度压痛，脾脏轻、中度肿大。肝功能正常或轻度异常。

（二）失代偿期

症状显著，主要为肝功能减退和门静脉高压引起。

1. 肝功能减退的临床表现

（1）全身症状：患者一般情况及营养状况差，消瘦、乏力、面色灰暗、无光泽，精神不振，皮肤干而粗糙，有舌炎、口角炎，常有不规则低热及水肿。

（2）消化道症状：食欲明显减退，甚至厌食，进食后感上腹饱胀不适、恶心、呕吐等；对脂肪和蛋白质含量高的食物耐受差，稍进油腻食物即可引起腹泻；患者可因胃肠胀气和腹水终日腹胀。上述症状的产生与门静脉高压引起胃肠道瘀血、水肿、消化吸收障碍和胃肠道菌群失调有关。半数以上患者有轻度黄疸，少数可有中或重度黄疸，提示肝细胞有进行性或广泛坏死。

（3）出血倾向和贫血：可有鼻出血、牙龈出血、皮肤紫癜和胃肠出血倾向，系肝脏合成凝血因子减少、脾功能亢进和毛细血管脆性增加所致。患者常有不同程度贫血，是由于肠道吸收障碍、营养不良、胃肠失血以及脾功能亢进等因素引起。

（4）内分泌失调：肝脏对雌激素的灭活功能减退，雌激素水平增高，通过负反馈抑制腺垂体的分泌功能，从而影响垂体 – 性腺轴或垂体 – 肾上腺皮质轴的功能，致使雄激素和糖皮质激素减少。雌、雄激素平衡失调，男患者常表现为性欲减退、睾丸萎缩、毛发脱落及乳房发育；女患者有月经失调、闭经、不孕等。部分患者出现蜘蛛痣，主要分布在面颈部、上胸、肩背和上肢等上腔静脉引流区域；手掌大、小鱼际和指端、腹侧部位皮肤发红称为肝掌，肝掌和蜘蛛痣的形成与雌激素增多有关。肝功能减退时，肝脏对醛固酮及抗利尿激素灭活作用减弱，导致继发醛固酮及抗利尿激素增多，致钠、水潴留和水肿，促进和加重腹水的形成。肾上腺皮质功能减退，表现为面部和其他暴露部位皮肤色素沉着。

2. 门静脉高压的临床表现

门静脉系统阻力增加和门静脉血流增多是形成门静脉高压的发生机制，门静脉高压症的 3 大临床表现是脾肿大、侧支循环建立与开放、腹水。

（1）脾肿大、脾功能亢进：脾脏因长期瘀血而肿大，一般为轻、中度肿大，上消化道大出血时脾脏可暂时缩小。晚期脾肿大常出现白细胞、红细胞、血小板计数减少，称为脾功能亢进。

（2）侧支循环建立与开放：门静脉压力增高，超过 1.96 kPa（20 mmH$_2$O）时，正常来自消化器官和脾脏的回心血液至肝脏受阻，致使门静脉系统与腔静脉之间建立门 – 体侧支循环（图 7-1）：①食管和胃底静脉曲张：在门静脉压力持续增高的情况下，食管和胃底静脉曲张明显，常因恶心、呕吐、剧烈咳嗽等使腹腔压力增高，或因粗糙、坚硬食物机械损伤，或因胃酸反流腐蚀损伤时，导致曲张静脉破裂出血，表现为呕血和黑粪，严重者可有周围循环衰竭的表现。②腹壁静脉曲张，脐静脉重新开放，在脐周和腹壁可见以脐为中心向上及下腹延伸的迂曲静脉. 脐周静脉曲张明显时，外观呈水母状。③痔静脉扩张，形成痔核，破裂时引起便血。

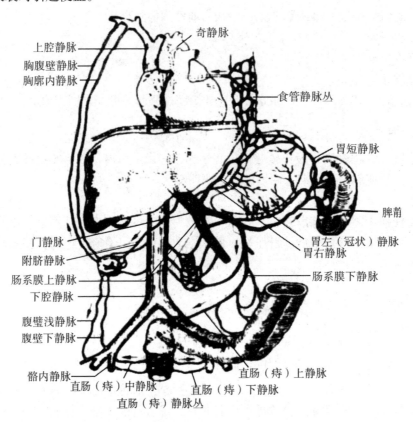

图 7-1 门静脉回流受阻时，侧支循环血流方向示意图

（3）腹水：占 75% 以上，是肝硬化失代偿期最突出的临床表现，也是患者就医的主要原因。腹水形成与下列因素有关：①门静脉压力增高，使腹腔脏器毛细血管床静水压增高，组织间液回吸收减少而漏入腹腔；门静脉压力增高，肝静脉血流受阻，血浆自肝窦壁渗透致窦旁间隙，形成大量肝淋巴液，超过胸导管的引流能力，淋巴液自肝包膜表面和肝门淋巴管壁漏入腹腔。②血浆清蛋白降低，低于 30 g/L 时，血浆胶体渗透压降低，致使血液成分外渗。③有效循环血容量不足致肾血流量减少，肾小球滤过率降低，排尿减少。④抗利尿激素及继发醛固酮增多而引起水、钠重吸收增多。

（三）肝脏触诊

肝脏大小与肝内脂肪浸润、再生结节、纤维化的程度有关。质地坚硬，早期表面光滑，晚期可触及结节或颗粒状，一般无压痛，在肝细胞进行性坏死或炎症时可有轻压痛。

（四）并发症

1. 上消化道出血

最常见。多突然发生大量呕血或黑粪，出血原因为食管下段或胃底静脉曲张破裂或并发急性胃黏膜糜烂、消化性溃疡。出血量大可并发出血性休克或诱发肝性脑病，病死率高。

2. 肝性脑病

肝性脑病是晚期肝硬化的最严重并发症，也是最常见死因，主要临床表现为性格行为失常、意识障碍、昏迷。

3. 胆石症

肝硬化患者胆结石发生率增高，且随肝功能失代偿程度加重，胆石症发生率随之增高。胆囊及肝外胆管结石均较常见。

4. 感染

患者机体抵抗力低下，常并发肺炎、胆道感染、大肠埃希菌败血症和自发性腹膜炎等细菌感染。

5. 原发性肝癌

患者如短期内出现肝脏迅速增大、持续性肝区疼痛、肝表面发现肿块或腹水呈血性等，应考虑并发原发性肝癌，需做进一步检查。

6. 肝肾综合征

又称功能性肾衰竭，表现为自发性少尿或无尿、氮质血症、稀释性低钠血症和低尿钠，但肾脏无明显器质性损害。引起肝肾综合征的关键环节是肾血管收缩，导致肾皮质血流量减少，肾小球滤过率持续下降。

7. 肝肺综合征

严重肝病、肺血管扩张和低氧血症组成的三联症。肝硬化时由于体内血管活性物质增多，使肺内毛细血管扩张，肺动、静脉分流，动脉氧合不足，造成通气／血流比例失调，临床表现为卧位呼吸和直立性低氧血症。尚无理想治疗药物，肝移植可能为其根本治疗措施。

8. 电解质和酸碱平衡失调

常见的电解质紊乱：①低钠血症：由于长期利尿、大量放腹水导致钠丢失，抗利尿激素增多致水潴留超过钠潴留，低盐饮食引起。②低钾低氯血症与代谢性碱中毒：呕吐、腹泻、摄入不足、长期应用利尿剂或高渗葡萄糖液、继发性醛固酮增多等，均可导致或加重血钾和血氯的降低，低钾低氯血症可导致代谢性碱中毒。

三、实验室及其他检查

1. 血常规检查

失代偿期可有贫血，脾功能亢进时白细胞和血小板计数减少。

2. 尿常规检查

并发肝肾综合征时可有管型、蛋白尿及血尿，有黄疸时可有胆红素和尿胆原增加。

3. 粪常规检查

门脉高压引起的慢性出血，粪潜血试验阳性；消化道出血时出现肉眼可见的黑粪。

4. 肝功能检查

代偿期正常或轻度异常。失代偿期患者肝功能检查有多项异常，血清谷丙转氨酶（GPT）增高明显，肝细胞严重坏死时则血清谷草转氨酶（GOT）活力常高于GPT；血清总蛋白正常、降低或增高，清蛋白降低，γ-球蛋白增高；失代偿期凝血酶原时间延长；重症患者血清胆红素有不同程度的增高。

5. 免疫功能检查

血清IgG、IgA均可增高，一般以IgG增高最为显著，与γ-球蛋白的升高相平行；部分患者还可出现抗核抗体、抗平滑肌抗体、抗线粒体抗体等非特异性自身抗体；半数患者T细胞数低于正常。

6. 腹水检查

腹水为漏出液，并发自发性腹膜炎、结核性腹膜炎、癌变时，腹水的性质也发生相应改变。

7. 食管X钡餐检查

可见食管下段或胃底静脉曲张，呈虫蚀样或蚯蚓状充盈缺损，纵行黏膜皱襞增宽，胃底静脉曲张时可见菊花样充盈缺损。

8. 超声检查

可显示肝脏大小和形态，脾脏大小；门静脉高压时可见门静脉、脾静脉直径增宽；有腹水时可见液性暗区。

9. 内镜检查

可直接看到静脉曲张的部位和程度。

10. 肝穿刺活组织检查

有假小叶形成，可确诊为肝硬化。

11. 腹腔镜检查

可直接观察肝脏情况，直视下可对病变明显处做肝穿刺活组织检查，对鉴别诊断很有帮助。

四、诊断要点

主要根据有病毒性肝炎病史、长期饮酒史；患者有肝功能减退和门静脉高压的临床表现；肝脏质地坚硬有结节感；肝功能检查异常；肝活组织检查有假小叶形成等诊断。

五、治疗要点

（一）保护或改善肝功能

1. 去除或减轻病因

（1）抗 HBV 治疗：治疗指征为 HBV 阳性的肝硬化失代偿期患者，HBV DNA 阳性，无论 ALT 水平如何。无固定疗程，需长期应用。肝功能失代偿患者不宜使用干扰素。

（2）抗 HCV 治疗：适用于肝功能代偿的肝硬化患者，尽管对治疗的耐受性和效果有所降低，但为使病情稳定、延缓或阻止肝衰竭和肝细胞癌（hepatic cellular cancer，HCC）等并发症的发生，在严密观察下，使用聚乙二醇干扰素 –α 联合利巴韦林或普通干扰素联合利巴韦林等方案。

2. 营养支持

尽量维持肠内营养，肠内营养是机体获取能量的最好方式，应进食易消化的食物，以糖类为主，蛋白质摄入量以患者可耐受为宜，辅以多种维生素，可给予胰酶助消化。对于食欲减退、不能耐受食物者，可给予易消化的、蛋白已水解为小肽段的肠内营养剂。肝衰竭或有肝性脑病先兆者，应限制蛋白质的摄入。

3. 保护肝细胞

胆汁淤积时，微创方法解除胆道梗阻，可避免对肝功能的进一步损伤；也可口服熊去氧胆酸降低肝内鹅去氧胆酸的比例，减少其对肝细胞的破坏。其他保护肝细胞的药物有水飞蓟宾、多烯磷脂酰胆碱、还原型谷胱甘肽及甘草酸二胺。

4. 慎用损害肝脏的药物

避免使用疗效不明确的药物，以减轻肝脏代谢负担。

（二）腹水治疗

治疗腹水可减轻症状及防止在腹水基础上发展的一系列并发症如自发性腹膜炎（sponta-neous bacterial peritonitis，SBP）、肝肾综合征等。

1. 限制水、钠的摄入

钠摄入量限制在 500 ~ 800 mg/d（相当于氯化钠 1.2 ~ 2 g/d），摄入水量在 500 ~ 1 000 mL/d。

2. 利尿剂

应用原则是联合、间歇、交替使用，常用保钾利尿剂螺内酯和呋塞米联合使用。利尿速度不宜过快、剂量不宜过大，以每天体重减轻不超过 0.5 kg 为宜，以免诱发肝性脑病等。

3. 经颈静脉肝内门体分流术（transjugular intrahepatic portosystemic shunt，TIPS）

TIPS 以血管介入的方法在肝内的门静脉分支与肝静脉分支间建立分流通道，能有效降低门静脉压力、创伤小、安全性高，显著减少或消除腹水。如果能对因治疗，使肝功能稳定或有所改善，可较长期维持疗效，多数患者术后不需要限盐、限水及长期使用利尿剂，可减少肝移植。

4. 排放腹水并补充清蛋白

用于不具备 TIPS 技术、对 TIPS 禁忌及失去 TIPS 机会顽固性腹水的姑息治疗，一般每次放腹水 1 000 mL，同时输注清蛋白 80 g，该方法缓解症状时间短，易于诱发肝性脑病、肝肾综合征。

（三）肝移植手术

肝移植手术是终末期肝硬化治疗的最佳选择。

（四）并发症的治疗

1. 上消化道出血

立即配血，尽快补充血容量，可先输平衡液或葡萄糖盐水、右旋糖酐 –70 或其他血浆代用品。纠正急性失血性周围循环衰竭的关键是输足量全血，肝硬化患者宜用新鲜血液。非曲张静脉上消化道大量出血，食管胃底静脉曲张破裂出血，应采取止血措施。

2. 自发性腹膜炎

一旦确诊，应立即治疗，早期、足量、联合应用抗生素。主要选用针对革兰阴性杆菌的抗生素，如环丙沙星、氧氟沙星、丁胺卡那等，或选用广谱抗生素如头孢噻肟钠、头孢曲松、头孢哌酮等。通常选择 2～3 种抗生素联合应用，然后根据治疗的反应和细菌培养结果调整抗生素，用药时间不得少于两周。

3. 肝肾综合征

①控制上消化道大出血、感染等诱发肝肾综合征的因素。②严格控制输液量，纠正水、盐代谢紊乱和酸碱失衡等。③输入清蛋白、右旋糖酐 –70 或腹水回输，提高血容量、改善肾血流量，然后给予利尿剂。④特利加压素联合清蛋白治疗，特利加压素系加压素与甘氨酸的结合物。⑤避免单纯大量放腹水、大量利尿，避免使用肾毒性药物；应用血管活性药物如多巴胺、山莨菪碱等，改善肾血流量，增加肾小球滤过率。

六、护理评估

1. 健康史

详细询问患者有无肝炎或输血、心力衰竭、胆道疾病史；是否有在血吸虫病流行区生活史；有无长期化学毒物接触史；有无长期使用对肝脏有损害药物或嗜酒，其用量和持续时间。了解患者有无慢性肠道感染、消化不良、消瘦、黄疸、出血史。询问患者饮食及消化情况，如食欲、进食量及食物种类、饮食习惯及爱好，日常休息及活动量、活动耐力；既往及目前检查、用药和治疗情况。详细询问肝硬化的发生、发展及治疗情况，此次就诊的主要症状，腹水的程度，有无呕血、黑粪及神志变化等。

2. 身体评估

（1）意识状态：注意观察患者的精神状态，对人物、时间、地点的定向力，如有表情淡漠、性格改变或行为异常多为肝性脑病表现。

（2）营养状况：身高、体重及全身营养状况，是否消瘦及其程度，有无水肿；应注意当有腹水或皮下水肿时，不能以体重判断患者的营养状况。

（3）皮肤和黏膜：皮肤、黏膜有无黄染、出血点、蜘蛛痣、肝掌、腹壁静脉曲张。

（4）肝、脾：肝、脾触诊应注意其大小、质地、表面情况、有无压痛。

（5）腹水体征：检查腹式呼吸是否减弱，有无腹部膨隆、脐疝，有无移动性浊音，是否因呼吸困难、心悸而不能平卧。

（6）尿量及尿液的颜色：询问患者 24 h 的尿量、颜色。

3. 心理、社会状况

肝硬化病程较长，随着病情发展、加重，患者逐渐丧失工作能力，以及长期治病影响家庭生活、经济负担沉重等，使患者及其照顾者常出现各种心理问题和应对不良甚至无效。评估时应注意患者的心理状态，有无个性、行为的改变，有无焦虑、抑郁、易怒、悲观等情绪，应注意鉴别患者是心理问题或并发肝性脑病时的精神障碍表现。评估患者及家庭成员对疾病的认识程度及态度、家庭经济情况以及社会保障情况。

4. 实验室及其他检查

评估肝功能检查有无异常及其程度；全血细胞是否减少；有无电解质和酸碱平衡紊乱；腹水的颜色、性质；血氨是否增高，有无氮质血症；X 线钡餐检查有无食管下段和胃底静脉曲张；超声波检查有无脾大、门静脉高压征象。

七、常见护理诊断／问题

1. 营养失调（低于机体需要量）

与肝硬化所致的食欲下降及营养吸收障碍有关。

2. 体液过多

与肝硬化所致的门静脉高压、低蛋白血症及水、钠潴留有关。

3. 活动无耐力

与肝功能减退、大量腹水有关。

4. 有皮肤完整性受损的危险

与水肿、皮肤瘙痒、长期卧床有关。

5. 有感染的危险

与机体抵抗力低下有关。

八、护理目标

（1）患者能描述营养不良的病因，能遵循饮食计划，保证营养物质的摄入。

（2）能描述水肿的主要原因，腹水有所减轻，感觉舒适。

（3）自觉精神状态良好，体力有所恢复。

（4）皮肤无破损或感染，无其他部位感染。

九、护理措施

1. 休息与体位

病室环境整洁、安静、舒适，根据病情合理安排患者休息和活动，代偿期患者可适当从事轻体力活动，失代偿期则需卧床休息，降低肝脏的代谢活动，增加肝脏血流量，以利于肝脏功能的恢复。

2. 饮食护理

饮食原则为高热量、高蛋白、高维生素、易消化饮食，血氨偏高者限制或禁食蛋白质，待病情好转后逐渐增加蛋白质的摄入量。蛋白质来源以豆制品、鸡蛋、牛奶、鸡肉、鱼肉、瘦猪肉为主；有肝性脑病先兆或血氨增高时应限制或禁食蛋白质，主要以植物蛋白为主，如豆制品。补充足够维生素，尤其是脂溶性维生素，新鲜蔬菜和水果含有丰富的维生素。有腹水者应低盐或无盐饮食，钠限制在每日500～800 mg（氯化钠1.2～2.0 mg），少食含钠食物，如咸肉、酱菜、酱油、含钠味精等；谷物、瓜果含钠较少，水果、硬壳果、干豆、肉类、马铃薯含钾多。饮水量每日1 000 mL左右。戒烟酒。进餐时要细嚼慢咽，避免进食刺激性强、粗纤维多和较硬的食物，以防损伤曲张的食管、胃底静脉导致出血。

3. 病情观察

观察生命体征、尿量等情况，注意有无并发症发生，出现异常情况及时通知医师，以便采取紧急措施。

4. 对症护理

（1）腹水的护理：①体位：大量腹水患者取半卧位，以减轻呼吸困难；少量腹水患者取平卧位，以增加肝、肾血流量。注意预防压疮。②限制水、钠摄入：遵医嘱严格限制水、钠摄入，向患者及家属讲明其有利于腹水消退。遵医嘱使用利尿剂，并注意观察电解质及酸碱平衡情况。③准确记录24 h出入液量，定期测量腹围和体重，并教会患者正确测量和记录方法。④协助腹腔放液：术前向患者说明操作过程和注意事项，测量腹围、体重和生命体征，排空膀胱以免穿刺时损伤；术中及术后监测生命体征，观察不良反应；术毕用无菌敷料覆盖穿刺部位，并观察穿刺部位有无渗液，应缚紧腹带，防止腹腔穿刺后腹压骤降，记录腹水量、颜色、性质，及时送检标本。

（2）皮肤护理：肝硬化患者常伴有四肢水肿，皮肤干燥、瘙痒，机体抵抗力下降，因此应加强皮肤护理。每日可用温水擦浴，避免用力搓擦、使用刺激性的药皂或沐浴液、水温过高等；衣服宜柔软、宽松；床铺要平整、洁净；定时更换体位，以防局部组织长期受压、皮肤损伤发生压疮或感染；皮肤瘙痒时勿搔抓，可涂抹止痒剂，以免皮肤破损和继发感染；向患者解释发生压疮的危险因素和早期表现，指导患者及其家属学会预防的方法。

5. 用药护理

遵医嘱静脉补充营养，以提高血浆胶体渗透压。应用利尿剂时注意观察电解质情况。

6. 心理护理

肝硬化是慢性病，症状很难控制，预后不良，患者和家属容易产生悲观情绪，护理人员要同情和关心患者，及时解答患者提出的疑问，安慰、理解、开导患者，使患者及家属树立战胜疾病的信心。对有严重焦虑和抑郁的患者，应加强巡视并及时进行心理干预，以免发生意外。

十、评价

（1）患者能叙述不适宜的饮食，并能合理选择有利于健康的饮食；摄入足够的热量、蛋白质、维生素。

（2）腹水减少，由腹水引起的身体不适症状减轻；能叙述产生腹水的原因，正确记录出入量、腹围、体重。

（3）能下床适当活动，自觉体力有所恢复，精神较好。

（4）无皮肤破溃，能正确处理皮肤瘙痒，不搔抓。

十一、健康指导

1. 知识普及

护士应帮助患者和家属掌握本病的有关知识和自我护理方法，健康人群要避免酗酒、积极治疗病毒性肝炎以防止肝硬化发生。

2. 休息、活动指导

代偿期宜适当减少活动，参加较轻的工作，避免劳累；病情加重或合并腹水、食管胃底静脉曲张、肝性脑病时，应卧床休息，腹水者取半卧位。

3. 饮食指导

帮助患者制订合理的营养食谱，遵循饮食治疗原则，以高热量、高蛋白、丰富维生素、适当脂肪且易消化饮食为宜。对病情严重或血氨偏高者，根据病情限制蛋白质摄入；有腹水的患者应限制水、钠摄入。此外，忌酒，避免进食粗糙、坚硬或辛辣的刺激食物，以防食管胃底静脉曲张破裂出血。

4. 心理指导

告诉患者在疾病早期积极针对病因治疗和加强一般治疗，能使病情缓解及延长其代偿期。在失代偿期，积极对症治疗，让患者了解身心两方面休息对疾病的恢复很重要，要保持心情愉快，生活要有规律，提高生活质量，改善其身心状态，积极配合治疗。

5. 用药指导

按医嘱用药，勿擅自增减药物，教会患者观察药物疗效和不良反应，及时识别病情变化并及时就诊。

第二节　消化性溃疡的护理

消化性溃疡（peptic ulcer）是指发生在胃和十二指肠的慢性溃疡，因溃疡形成与胃酸和胃蛋白酶的消化作用有关，故称消化性溃疡，根据发生部位不同分为胃溃疡（gastric ulcer，GU）和十二指肠溃疡（duodenal ulcer，DU）。

本病是全球常见病，约10%的人一生中患过此病。临床上十二指肠溃疡比胃溃疡多见，两者之比为3∶1，男性多于女性，十二指肠溃疡好发于青壮年，胃溃疡发病年龄较十二指肠溃疡约迟10年。

一、病因与发病机制

正常生理情况下，由于胃、十二指肠黏膜有一系列的防御和修复功能，因此，胃、十二指肠黏膜在消化和吸收食物营养成分的同时不被强侵蚀力的胃酸和胃蛋白酶损伤。概括起来，胃、十二指肠黏膜有

3 层保护：①黏膜上皮细胞前的黏液和碳酸氢盐：黏液层是一道对胃蛋白酶弥散的物理屏障，黏膜层与上皮细胞之间的碳酸氢盐层是保持胃液与中性黏液间高 pH 值梯度的缓冲层。②上皮细胞：上皮细胞分泌黏液与碳酸氢盐，维持上皮前的结构和功能，对胃酸起屏障作用，上皮细胞再生速度很快，可及时修复受损部位。③上皮后：胃黏膜有丰富的血液供应，为细胞的不断更新和分泌提供营养，并将弥散入黏膜的 H^+ 带走。此外，前列腺素、表皮生长因子具有保护黏膜细胞的作用。当这一系列防御因素削弱，胃酸和胃蛋白酶才可侵袭黏膜发生溃疡。近年的研究表明，幽门螺杆菌和非甾体抗炎药可以损害胃、十二指肠黏膜屏障导致胃、十二指肠溃疡的发生。

1. 幽门螺杆菌（Hp）感染

近年大量研究表明，Hp 感染是消化性溃疡的主要原因。基于两方面证据：①消化性溃疡患者幽门螺杆菌检出率显著高于普通人群，DU 患者检出率约为 90%，GU 患者检出率为 70% ~ 80%。②成功根治幽门螺杆菌后，溃疡复发率明显下降；对常规抑制胃酸分泌药物疗效不佳的难治性溃疡，在有效根除 Hp 治疗后可痊愈。

2. 药物

NSAID 是引起消化性溃疡的又一常见病因，可通过破坏黏膜屏障使黏膜防御和修复功能受损导致消化性溃疡的发生。NSAID 引起的胃溃疡较十二指肠溃疡多见。溃疡的形成及其并发症的危险因素与服用 NSAID 的种类、剂量、疗程有关，与同时服用抗凝药物、糖皮质激素等因素有关。

3. 胃酸和胃蛋白酶

消化性溃疡的最终形成是胃酸和胃蛋白酶的自身消化作用所致，胃蛋白酶只有在 pH<4 时才有活性，因此，胃酸是溃疡形成的直接和关键原因，胃酸的损害作用只有在胃、十二指肠黏膜的防御和修复机制遭破坏时才发生。综合研究表明，十二指肠溃疡患者中大多存在基础酸排量（basal acid output，BAO）、夜间酸分泌、最大酸排量（Maximum acid displacement，MAO），十二指肠酸负荷增高现象，胃溃疡患者 BAO、MAO 多为正常或偏低，可能的原因是胃溃疡患者多伴有多灶萎缩性胃炎，影响壁细胞的泌酸功能，而十二指肠溃疡患者胃体黏膜损害轻微，壁细胞仍能保持旺盛的分泌能力。

4. 其他因素

①吸烟：吸烟影响溃疡愈合，增加溃疡的复发率，其发生机制还不十分明确，可能与吸烟增加胃酸分泌、减少十二指肠碳酸氢盐的分泌、影响胃十二指肠的正常运动、黏膜损害性氧自由基增加等因素有关。②急性应激：长期临床观察发现情绪应激是消化性溃疡的诱发因素，可能通过神经内分泌途径影响胃、十二指肠分泌、运动和黏膜血液供应，急性应激可引起应激性溃疡已被临床证实。③胃、十二指肠运动异常：十二指肠溃疡患者胃排空增快，影响食物与胃酸的充分混合，造成十二指肠酸负荷增高；胃溃疡患者胃排空减慢，可增加十二指肠液反流入胃，增加胃黏膜侵袭因素。④遗传因素：消化性溃疡发病有家族聚集现象，O 型血者易患 DU 等。

二、临床表现

十二指肠溃疡多发生在球部，胃溃疡多在胃角和胃窦小弯。

典型的消化性溃疡具有三大临床特点：①慢性过程：病程长，可达数年或数十年。②周期性发作：发作和缓解期交替出现，秋冬和早春季节是溃疡病的好发季节，精神因素和过度劳累可诱发。③节律性疼痛。

（一）症状

1. 上腹部疼痛

上腹部疼痛是消化性溃疡的主要症状，GU 疼痛多位于剑突下正中或偏左，DU 疼痛常在上腹正中或偏右；性质多为隐痛、胀痛、烧灼痛、钝痛、剧痛或饥饿样不适感；疼痛范围有手掌大小。疼痛具有节律性，与饮食关系密切，GU 患者疼痛常在进餐后 0.5 ~ 1 h 出现，持续 1 ~ 2 h 后逐渐缓解，至下次进餐前疼痛消失，其典型节律为进食 - 疼痛 - 缓解；DU 患者疼痛为饥饿痛、空腹痛或夜间痛，其疼痛节律为疼痛 - 进食 - 缓解。

2. 其他

患者常有反酸、嗳气、恶心、呕吐等胃肠道症状，可有失眠、多汗、脉缓等自主神经功能失调表现。临床上少数溃疡患者可无症状，首发症状多为呕血和黑粪。

（二）体征

活动期可有上腹部轻压痛，缓解期无明显体征。

（三）并发症

1. 出血

最常见，发生率为 10% ~ 15%，以十二指肠溃疡并发出血较为多见。出血是由于溃疡侵蚀周围血管所致，临床表现视出血的部位、速度和出血量决定，一般可表现为呕血或（和）黑粪。

2. 穿孔

溃疡病灶向深部发展穿透浆膜层引起穿孔，发生率为 2% ~ 7%，多见于十二指肠溃疡。急性穿孔表现为突发上腹部剧烈疼痛，如刀割样，可迅速遍及全腹，大汗淋漓、烦躁不安，服用抑酸剂不能缓解，是外科常见的急腹症之一。腹部检查可见腹肌紧张，呈板状腹，压痛及反跳痛，肠鸣音减弱或消失，部分患者出现休克。

3. 幽门梗阻

发生率为 2% ~ 4%，多由十二指肠溃疡或幽门溃疡引起，分功能性梗阻和器质性梗阻。功能性梗阻是由溃疡周围组织炎性充血、水肿或幽门平滑肌痉挛所致，梗阻为暂时性，炎症消退即可好转，内科治疗有效；器质性梗阻是由溃疡愈合瘢痕收缩或粘连造成，梗阻为持久性，需外科手术治疗。临床表现为上腹持续性胀痛、嗳气、反酸，且餐后加重；呕吐大量酸腐味宿食，呕吐后腹部症状减轻，严重及频繁呕吐者可致失水、低氯、低钾、代谢性碱性中毒及营养不良等；腹部可见胃型、蠕动波，可闻及振水音。

4. 癌变

十二指肠溃疡极少发生癌变，胃溃疡癌变的概率在 1% 以下。临床上对年龄在 45 岁以上、有长期 GU 病史、溃疡顽固不愈、粪潜血试验持续阳性者要提高警惕，胃镜检查可帮助确诊，要取多点活组织做病理检查，必要时定期复查。

三、实验室及其他检查

1. 胃镜检查及胃黏膜活组织检查

这是确诊消化性溃疡的首选检查方法，是评定溃疡的活动程度、有无恶变以及疗效的最佳方法，并能取活体组织做病理检查。

2. X 线钡餐检查

适用于胃镜检查有禁忌或不接受胃镜检查者，发现龛影是诊断溃疡的直接证据，对溃疡有确诊价值；局部压痛、胃大弯侧痉挛性切迹、十二指肠球部激惹和球部变形均为间接征象，仅提示有溃疡的可能。

3. 幽门螺杆菌检查

消化性溃疡诊断的常规检查项目，此项检查对消化性溃疡治疗方案的选择有指导意义。

4. 粪潜血试验

活动期消化性溃疡常有少量渗血，粪潜血试验呈阳性，但应注意排除假阳性。

四、诊断要点

病史是诊断消化性溃疡的主要依据，根据本病具有慢性过程、周期性发作和节律性中上腹疼痛等特点，可做出初步诊断。最后确诊需要依靠胃镜检查和 X 线钡餐检查，胃镜检查可确定溃疡的部位、形态、大小和数目；X 线检查发现龛影是可确诊的唯一依据，其他征象可作为参考。

五、治疗要点

治疗原则为消除病因，控制症状，促进愈合，预防复发和防治并发症。治疗消化性溃疡的药物可分为降低胃酸药物和保护胃黏膜药物两大类，同时还要根除幽门螺杆菌。

（一）降低胃酸药物

1. 抗酸药

可直接中和胃酸，迅速缓解疼痛症状。抗酸药不宜单独使用，只作为治疗消化性溃疡的辅助用药，常用药物有碳酸氢钠、碳酸钙、氢氧化铝等。

2. 抑制胃酸分泌的药物

（1）H_2-受体拮抗剂：阻止组胺与 H_2-受体结合，抑制胃酸分泌，临床上特别适用于根除幽门螺杆菌疗程完成后的后续治疗及半量做长期维持治疗。常用药物有西咪替丁、雷尼替丁、法莫替丁，已证明全日量于睡前顿服与一日 2 ～ 3 次分服效果相仿。常规剂量十二指肠溃疡患者疗程 4 ～ 6 周，胃溃疡患者 6 ～ 8 周。服药后基础胃酸分泌量、食物刺激后胃酸分泌量及夜间胃酸分泌量均减少。

（2）质子泵抑制剂（H^+-K^+-ATP 酶抑制剂）（proton pump inhibitor，PPI）：PPI 是目前已知的抑制胃酸分泌作用最强的药物，可作用于壁细胞胃酸分泌终末过程的关键酶 H^+-K^+-ATP 酶，使其失去活性，并不可逆转。与 H_2-受体拮抗剂相比，PPI 促进溃疡愈合的速度快，溃疡愈合率较高，尤其适合非甾体炎药所致溃疡患者不能停用非甾体消炎药时或难治性溃疡的治疗。PPI 是根除幽门螺杆菌基础药物，常用奥美拉唑（洛赛克）20 mg，每日 2 次；兰索拉唑 30 mg，每日 1 次；泮托拉唑 40 mg，每日 1 次。

（二）保护胃黏膜药物

1. 肢体次柠檬酸铋（colloidal bismuth subcitrate，CBS）

除有硫糖铝的作用外，还有较强抑制幽门螺杆菌作用，疗程 4 ～ 8 周。

2. 硫糖铝

硫糖铝可黏附在溃疡表面阻止胃酸、胃蛋白酶的侵袭，促进内源性前列腺素合成，刺激表皮生长因子分泌。常规用量为每日 1 g，分 4 次口服。

3. 前列腺素类药物

可抑制胃酸分泌，增加胃、十二指肠黏膜的黏液和碳酸氢盐分泌，增加黏膜血流，代表药物为米索前列醇。

（三）根除幽门螺杆菌

目前常采用 PPI 或胶体铋剂为基础加上两种抗菌药物的三联疗法。

六、常见护理诊断／问题

1. 疼痛：上腹痛
与消化道黏膜溃疡有关。

2. 营养失调（低于机体需要量）
与疼痛导致摄入量减少，消化吸收障碍有关。

3. 知识缺乏
缺乏溃疡病防治的知识。

4. 焦虑
与疼痛症状反复出现、病程迁延不愈有关。

5. 潜在并发症
上消化道大出血、胃穿孔。

七、护理措施

1. 休息与体位
轻症者适当休息，可参加轻体力活动，注意劳逸结合，避免过度劳累，溃疡活动粪潜血试验阳性患者应卧床休息 1 ～ 2 周。

2. 饮食护理

宜选用营养丰富、清淡、易消化的食物，以促进胃黏膜修复和提高抵抗力。急性活动期应少食多餐，每天 5 ~ 6 餐，少食多餐可中和胃酸，减少胃饥饿性蠕动，同时可避免过饱所引起的胃窦部扩张增加促胃液素的分泌。以牛奶、稀饭、面条等偏碱性食物为宜。由于蛋白质类食物具有中和胃酸的作用，可摄取适量脱脂牛奶，宜安排在两餐间饮用，但牛奶中的钙质反过来刺激胃酸分泌，故不宜多饮。脂肪到达十二指肠时虽能刺激小肠黏膜分泌肠抑胃液素，抑制胃酸分泌，但同时又可引起胃排空减慢、胃窦扩张，致胃酸分泌增多，故脂肪摄取也应适量。忌食辛辣、过冷、油炸、浓茶等刺激性食物及饮料，戒烟，酒。

3. 病情观察

观察患者腹痛的部位、性质、时间及节律；腹痛与饮食、气候、药物、情绪等的关系；定时测量生命体征，同时注意观察患者的面色，呕吐物、粪便的量、性状和颜色，以便及时发现和处理出血、穿孔、梗阻、癌变等并发症。

4. 对症护理

（1）帮助患者认识和去除诱因：讲解消化性溃疡疼痛的诱因，使患者能够在饮食、嗜好、情绪、生活节奏等方面多加注意，并做到坚持服药。

（2）腹痛监测：参见病情观察。

（3）减轻疼痛的护理：协助患者采取有利于减轻疼痛的体位，应用转移注意力、音乐疗法、局部热敷、针灸等方法缓解疼痛，必要时遵医嘱合理应用镇痛药物。急性腹痛诊断未明者，不可随意使用镇痛药，以免掩盖症状、体征而延误病情。

5. 用药护理

（1）H_2- 受体拮抗剂：药物应在餐中或餐后即刻服用，也可一日剂量于夜间顿服。西咪替丁可通过血脑屏障，偶尔引起精神症状；与雄激素受体结合，影响性功能；与肝细胞色素 P_{450} 结合，影响华法林、利多卡因等药物的肝内代谢，用药期间应注意监测肝、肾功能和血常规。雷尼替丁和法莫替丁不良反应较少。

（2）质子泵抑制剂：不良反应较少，可有头晕，初次应用应减少活动。

（3）胃黏膜保护药：此类药在酸性环境下有效。硫糖铝在餐前 1 h 给药，全身不良反应少，常引起便秘；本药含糖量高，糖尿病患者不宜应用。胶体铋剂在餐前 0.5 h 服用，短期服用可有舌苔和粪便变黑，长期服用可造成铋在体内大量堆积引起神经毒性，故不宜长期应用。米索前列醇的常见不良反应是腹泻，可引起子宫收缩，孕妇禁服。

（4）其他药物：抗酸药，如氢氧化铝凝胶等应在餐后 1 h 或睡前服用，以液体制剂效果最好，服用时要充分摇匀，服用片剂时应嚼服。其与奶制品相互作用可形成络合物，要避免同服。

6. 心理护理

不良的心理因素可诱发和加重病情，而消化性溃疡患者因疼痛刺激或并发出血，易产生紧张、焦虑等不良情绪，使胃黏膜保护因素减弱、损害因素增加而致病情加重，故应为患者创造安静、舒适的环境，减少不良刺激；多与患者交谈，使患者了解本病的诱发因素、疾病过程和治疗效果，增强治疗信心，克服焦虑、紧张心理。

八、健康指导

1. 活动与休息指导

指导患者合理安排休息时间，保证充足的睡眠，生活要有规律，劳逸结合，避免精神过度紧张，长时间脑力劳动后要适当活动，保持良好心态，在秋冬或冬春气候变化明显的季节要注意保暖。

2. 饮食指导

指导患者定时进餐，不宜过饱。生活要有规律，避免辛辣、咖啡、浓茶等刺激性食物及饮料，有烟、酒嗜好者应戒除。

3. 用药指导

嘱患者避免应用对胃、十二指肠黏膜有损害的药物，如阿司匹林、泼尼松、咖啡因、利舍平等。嘱患者遵医嘱按时、正确服药，学会观察不良反应，不随意停药，避免复发。

4. 心理指导

指导患者身心放松，保持乐观精神，促进溃疡愈合。

5. 出院指导

对患者及家属进一步讲解消化性溃疡的病因和诱发因素，嘱患者定期门诊复查，如有疼痛持续不缓解、疼痛规律性消失、排黑粪等应立即到门诊检查。

第三节　原发性肝癌的护理

原发性肝癌（primary carcinoma of the liver）是指肝细胞或肝内胆管细胞发生的肿瘤，是我国常见恶性肿瘤之一，其死亡率在消化系统恶性肿瘤中列第 3 位，仅次于胃癌和食管癌。我国肝癌死亡率占全球死亡率的 45%，江苏启东和广西扶绥发病率最高。本病可发生于任何年龄，以 40 ~ 49 岁多见，男女之比（2 ~ 5）：1。

一、病因与发病机制

原发性肝癌的病因尚未明确，目前认为可能与以下因素有关。

1. 病毒性肝炎

原发性肝癌患者中约有 1/3 有慢性肝炎病史。流行病学调查显示，肝癌高发区人群 HBsAg 阳性率高于低发区，而肝癌患者 HBsAg 及其他乙型病毒性肝炎标志物的阳性率达 90%，提示乙型肝炎病毒与肝癌发病有关。近年来发现，丙型病毒性肝炎亦与肝癌的发病有关。

2. 肝硬化

原发性肝癌合并肝硬化者占 50% ~ 90%。病理检查发现肝癌合并肝硬化多为乙型病毒性肝炎后大结节性肝硬化，肝细胞恶化在肝细胞再生过程中发生，丙型病毒性肝炎发展成肝硬化的比例并不低于乙型病毒性肝炎。欧美国家，肝癌常发生在酒精性肝硬化的基础上。一般认为血吸虫性肝硬化、胆汁性或瘀血性肝硬化与原发性肝癌无关。

3. 黄曲霉毒素

黄曲霉毒素代谢产物黄曲霉毒素 B_1 有很强的致癌作用。流行病学调查发现粮油、食品受黄曲霉毒素 B_1 污染严重的地区，肝癌发病率也相应增高，提示黄曲霉毒素可能是某些地区肝癌发病率高的原因。

4. 饮用水污染

肝癌高发区的启示，饮池塘水的居民比饮井水的居民肝癌发病率、死亡率高。

5. 其他因素

某些化学物质如亚硝胺类、偶氮芥类、有机氯农药等均是可疑致癌物。硒缺乏、遗传因素、嗜酒也是肝癌的重要危险因素，华支睾吸虫感染可引起胆管细胞癌。

肝癌按病理改变可分为巨块型、结节型、弥漫型、小癌型 4 种类型；按细胞来源可分为肝细胞型、肝内胆管细胞型和混合型 3 种。

原发性肝癌可经血行转移、淋巴转移、种植转移使癌细胞扩散，其中，肝内血行转移最早、最常见，肝外血行转移最常见转移到肺，其次为肾上腺、骨、肾、脑。

二、临床表现

原发性肝癌起病多隐匿，早期无典型症状和体征，以 AFP 普查及 B 超检查检出的早期肝癌称为亚临床肝癌。自行就诊患者多为中晚期，常有以下临床表现：

1. 肝区疼痛

半数以上患者有肝区疼痛，多呈持续性胀痛或钝痛。如病变侵犯横膈，疼痛可牵涉右肩。如肿瘤生长缓慢，可完全无痛或仅有轻微钝痛。肝区疼痛是由于肿瘤增长快速，肝包膜被牵拉所致。如肝癌结节破裂，坏死癌组织及血液流入腹腔时，可引起腹部剧烈疼痛，并迅速遍及全腹。

2. 肝肿大

肝脏呈进行性肿大，质地坚硬，表面凹凸不平，有大小不等的结节或巨块，边缘钝而不整齐，有不同程度的压痛。

3. 肝硬化征象

肝癌伴有门静脉高压时可有脾大、脾功能亢进，腹水，侧支循环的建立和开放等表现。

4. 黄疸

肝癌晚期可出现黄疸，因肝细胞损害、癌肿压迫或侵蚀肝门附近的胆管，或癌组织和血块脱落引起胆道梗阻所致。

5. 恶性肿瘤的全身表现

患者可出现食欲减退、腹胀、食欲减退、乏力、进行性消瘦、发热等；由于癌肿本身代谢异常，可引起低血糖、红细胞增多症、高血钙、高血脂等，称伴癌综合征。

6. 转移灶表现

肝癌可向肺、骨、胸腔等处转移，肺或胸腔转移以咯血、气短为主；骨转移局部有压痛或神经受压症状；脑转移则有头痛、呕吐和神经定位性体征。

7. 并发症

（1）上消化道出血：出血约占肝癌死亡原因的15%。肝癌患者常因肝硬化或门静脉、肝静脉癌栓引起门静脉高压，导致食管胃底静脉曲张或小肠静脉瘀血，一旦血管破裂，则表现为呕血和黑粪；晚期患者还可因胃肠道黏膜糜烂合并凝血功能障碍而发生广泛出血。

（2）肝性脑病：通常发生在肝癌的终末期，约1/3患者因肝性脑病死亡。

（3）肝癌结节破裂出血：约10%的患者死于肝癌结节破裂出血。破裂可局限于肝包膜下，表现为局部疼痛；如肝包膜下出血迅速增多则形成压痛性包块；也可破入腹腔引起急性腹膜炎。

（4）继发感染：肝癌患者因长期卧床、放疗或化疗导致白细胞减少、机体抵抗力下降，容易合并肺炎、败血症、肠道感染等。

三、实验室及其他检查

1. 肿瘤标志物检测

肿瘤标志物是癌细胞产生和释放的某种物质，常以抗原、酶、激素、代谢产物等形式存在于肿瘤细胞内或宿主体内，根据其生化或免疫特性可以识别或诊断肿瘤。

（1）甲胎蛋白（AFP）是早期诊断肝癌最特异性的肿瘤标记物，对肝癌的普查、诊断、判断疗效、预防复发等有重要意义。肝细胞癌 AFP 阳性率为70%～90%。在排除妊娠、肝炎、生殖腺胚胎瘤等基础上，AFP 检查诊断肝癌的标准是：① AFP>500 μ g/L 持续 4 周。② AFP>200 μ g/L 的中等水平持续 8 周。③ AFP 由低浓度逐渐升高不降。

（2）γ – 谷氨酰转肽酶同工酶 II（GGT–II）在原发性肝癌或转移性肝癌的阳性率可达90%，特异性达 97.1%；小肝癌阳性率 78.6%。

（3）其他：异常凝血酶原（AP）、α –L- 岩藻糖苷酶（α –L-fucosidase，AFU），酸性同工铁蛋白等在原发性肝癌时活力增加。

2. B 超检查

B 超可显示直径为 2 cm 以上的肿瘤，对早期定位诊断有较大价值，结合 AFP 有利于早期诊断。

3. CT 检查

CT 是目前诊断小肝癌和微小肝癌的最佳方法，阳性率90% 以上，可显示直径 2 cm 以上的肿瘤；结合肝动脉造影，对 1 cm 以下的肿瘤检出率可达 80% 以上。

4. MRI 检查

MRI 检查无电离辐射，无须对比剂，可以三维成像，因此，在肝癌的诊断上优于 CT。

5. 放射性核素肝显像

有助于肝癌与肝脓肿、囊肿、血管瘤等良性占位病变的鉴别。

6. X 线肝血管造影

能显示直径 1 cm 以上的癌结节，阳性率为 87%，结合 AFP 检查常用于诊断小肝癌。

7. 肝穿刺活检

在超声或 CT 引导下可穿刺癌结节、吸取癌组织检查可获病理诊断。

8. 剖腹探查

疑为肝癌的患者，经上述检查仍不能明确诊断的，如患者情况许可，应进行剖腹探查以争取早期诊断和手术治疗。

四、诊断要点

凡有肝炎病史的中年人，特别是男患者，如有原因不明的肝区疼痛、消瘦、进行性肝肿大者，应作 AFP 测定和其他检查，争取早期诊断。对高危人群（肝炎病史 5 年以上，乙型或丙型病毒标记物阳性，35 岁以上）每年 1 ~ 2 次检测 AFP 结合超声显像检查是发现早期肝癌的基本措施。AFP 诊断肝癌的标准参见前述。

五、治疗要点

随着诊疗技术的提高，高危人群的普查和随访，早期肝癌和小肝癌的检出率和手术根治切除率逐年提高，加上手术方法的改进及多种治疗措施的综合应用，肝癌治疗效果有了一定提高。

1. 手术治疗

手术切除是目前治疗原发肝癌的最好方法，凡有手术指征者均应积极争取手术切除。手术适应证：①诊断明确，估计病变局限于一叶或半肝，未侵及第一、第二肝门和下腔静脉者。②肝功能代偿良好，凝血酶原时间不低于正常 50%。③无明显黄疸、腹水或远处转移者。④心、肺、肾功能良好，能耐受手术者。⑤术后复发，病变局限于肝一侧者。⑥经肝动脉栓塞化疗或肝动脉结扎、插管化疗后，病变明显缩小，估计有可能手术切除者。

由于手术切除仍有很高的复发率，因此术后宜加强综合治疗与随访。

2. 局部治疗

（1）肝动脉化疗栓塞治疗（transcatheter arterial chemoembolization，TACE）：TACE 对肝癌有较好疗效，可提高患者 3 年生存率，是肝癌非手术治疗的首选方法。

（2）无水乙醇注射疗法（percutaneous ethanol injection therapy，PEI）：PEI 是在 B 超引导下，将无水乙醇直接注入肝癌组织内，使癌细胞脱水、变性，产生凝固性坏死，属于一种化学性治疗肝癌的方法。PEI 对小肝癌可使肿瘤明显缩小，甚至根治；对晚期肝癌可控制生长速度，延长生存期。PEI 目前已被推荐为肿瘤直径小于 3 cm，结节数在 3 个以内伴有肝硬化而不能手术治疗的主要治疗方法。

3. 物理疗法

局部高温疗法不仅可使肿瘤细胞变性、坏死，还可增强肿瘤细胞对放疗的敏感性，常见方法有微波组织凝固技术、射频消融、高功率聚焦超声治疗、激光等。冷冻疗法和直流电疗法也可杀伤肝癌细胞。

4. 肝移植

肝癌合并肝硬化患者，肝移植可将整个病肝切除，是治疗肝癌和肝硬化的有效手段；但若肝癌已有血管侵犯及远处转移（常见肺、骨），则不宜行肝移植术。

5. 药物治疗

HBV 感染者在手术、局部治疗或肝移植后，均需坚持口服抗病毒药物；肝移植患者需终身使用免疫抑制剂。

六、常见护理诊断／问题

1. 疼痛：肝区疼痛

与肝癌细胞增长迅速，肝包膜被牵拉有关。

2. 营养失调（低于机体需要量）

与恶性肿瘤对机体的慢性消耗以及胃肠道反应有关。

3. 有感染的危险

与恶性肿瘤长期消耗及化疗、放疗致白细胞减少、机体抵抗力降低有关。

4. 潜在并发症

上消化道出血、肝性脑病、肝癌结节破裂出血。

5. 预感性悲哀

与死亡威胁有关。

七、护理措施

1. 休息与体位

轻症患者可适当参加日常活动，进行身体锻炼，以不感到劳累、腹痛为原则。重症患者应卧床休息，给予舒适体位以减轻疼痛。

2. 饮食护理及营养支持

应提供高蛋白、适当热量、高维生素饮食；伴有肝衰竭或肝性脑病倾向者，蛋白质摄入量应减少或暂禁蛋白质，有腹水时限制水、钠摄入。避免摄入高脂肪、高热量和刺激性食物，防止加重肝脏负担。有恶心、呕吐时，于服用止吐剂后进少量食物，增加进餐次数。进食少者可给予支持疗法，如静脉补液，必要时给予清蛋白等。

3. 病情观察

观察有无肝区疼痛加重，有无发热、腹水、黄疸、呕血、便血等；观察有无转移表现，有无肝昏迷先兆表现；密切观察患者体温、脉搏、呼吸、血压，询问有无咽痛、咳嗽、腹泻等感染迹象。病房应定期紫外线消毒，加强口腔和皮肤的护理以预防感染。

4. 对症护理

针对疼痛的护理。

（1）给患者创造一个安静、舒适的休息环境，减少各种不良刺激和心理压力，尊重患者，尽量满足患者的要求。

（2）教会患者放松技巧，如深呼吸等，鼓励患者适当参加活动以转移注意力，如与病友交谈、听音乐以及做文字、数字游戏等。

（3）有严重疼痛的患者，应与医师协商给予镇痛药物。最新的镇痛方式为患者自控镇痛（patient controlled analgesia，PCA），即应用特制泵，连续输入止痛药。患者可自行控制，采取间歇性投药，增强患者自我照顾和自主能力以及对疼痛的控制能力。

（4）观察患者疼痛的性质、部位及伴随症状，及时发现问题并协助医师及时处理。

5. 肝动脉栓塞化疗术后护理

（1）术前护理：①向患者及家属解释手术的目的、方法和效果，减轻疑虑，积极配合治疗。②做好相关检查，如心电图、血常规、出凝血时间等。③术前1日做碘过敏试验。④术前6 h禁食、禁水，术前半小时遵医嘱给予镇静剂并测量血压。

（2）术中配合：①准备好各种抢救物品和药物。②注射对比剂时密切观察患者有无恶心、心慌、胸闷等过敏反应，并监测血压变化。③注射化疗药物后要注意观察患者有无恶心、呕吐。

（3）术后护理：术后由于肝动脉血供突然减少，可产生栓塞后综合征而出现腹痛，发热、恶心、呕吐、清蛋白降低、肝功能异常等改变，需做好以下护理：①饮食：术后禁食 2～3 天，后可摄流质并少食多餐，减轻恶心、呕吐等不适症状。②穿刺部位护理：穿刺部位压迫止血 15 min，再加压包扎，沙袋压迫 6 h，保持穿刺侧肢体伸直 24 h，并观察穿刺部位有无血肿及渗血。③栓塞后综合征护理：48 h 内出现腹痛可根据需要按医嘱注射哌替啶以缓解疼痛。少数患者于术后 4～8 h 体温升高，持续 1 周左右，应观察体温变化，中、低度发热不需特殊处理，持续高热应与医师联系进行对症处理。

6. 心理护理

（1）及时评估患者心理状态，患者最初常因不能接受患重病的打击，产生悲观、绝望、烦躁或抑郁等不良情绪，护理人员应给予诚挚的关心和帮助。

（2）多鼓励患者参与治疗和护理，适当讲解治疗知识，使其增强与疾病斗争的勇气和决心。

（3）关注患者家属的情绪，家属的不良情绪可影响患者，因此也要给予家属一定心理支持，倾听他们的诉说，并给予指导。

八、健康指导

1. 心理指导

多与患者沟通，使其保持乐观情绪，以最佳心理状态配合治疗和护理。

2. 饮食指导

注意饮水和食物卫生，大力宣传不吃霉变食品及粮食、不饮烈性酒、不酗酒的重要性。告诫患者戒烟、酒，全面摄取各种营养物质，以利肝组织修复，增强机体抵抗力。

3. 活动与休息指导

保持生活规律、生活环境稳定，防止情绪波动和劳累，休息可减少肝糖原分解，减少乳酸与血氨的产生。

4. 用药指导

按医嘱用药，忌服对肝脏有损害的药物。

5. 出院指导

定期复诊；对存在易患因素的患者亲属进行定期普查；指导家属做好患者的护理工作。

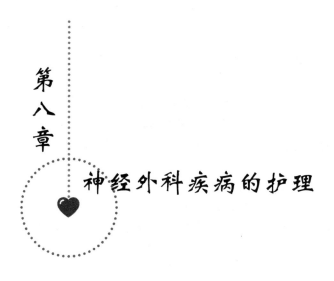

第八章

神经外科疾病的护理

第一节　头皮损伤的护理

头皮是颅脑最表浅的软组织，由皮肤、皮下组织、帽状腱膜、腱膜下层和骨膜组成，颞部还有颞肌筋膜、颞肌覆盖。

头皮损伤是头部直接受暴力作用而产生的损伤。根据暴力作用方式（暴力的大小、速度、方向）的不同，可产生不同的头皮损伤，如头皮血肿、头皮裂伤和头皮撕脱伤等。

一、头皮血肿

头皮血肿是头皮被钝器撞击引起的头皮软组织闭合性损伤。头皮富含血管，遭受钝性打击或碰撞后可使组织血管破裂出血，而头皮仍属完整。按血肿形成部位不同分为皮下血肿、帽状腱膜下血肿和骨膜下血肿。

皮下血肿常见于产伤或撞击伤；帽状腱膜下血肿是头部受到斜向暴力，头皮发生剧烈滑动，撕裂该层间的血管所致；骨膜下血肿常是颅骨骨折或产伤所致。

（一）临床表现

1. 皮下血肿

血肿体积小、张力高、压痛明显，周边较中心区硬，易被误认为颅骨凹陷性骨折。

2. 帽状腱膜下血肿

因该处组织疏松，出血较易扩散，严重者血肿可蔓延至全头部，有明显波动，小儿及体弱者可致贫血甚至休克。

3. 骨膜下血肿

血肿多局限于某一颅骨范围内，以骨缝为界，张力较高，可有波动。

（二）辅助检查

1. X 线平片检查

可见软组织肿块影像。

2. CT 检查

在骨窗缘下可见头皮血肿影像。

（三）治疗原则

1. 皮下血肿

早期应该冷敷局部或加压包扎头部限制其发展，24 ～ 48 h 以后可做局部热敷促进其消散吸收，一般不做穿刺抽血，较小的血肿可在数日内自行吸收消失。

2. 帽状腱膜下血肿

出血量大时一定要注意全身情况，特别是发生在幼儿，应及时输血；因其出血量较大，一般不易自行吸收；穿刺抽血常不能一次将所有积血完全抽净，有时须多次方能完成；有时亦可用将连接无菌引流袋的粗针刺入血肿腔做持续外引流；有时血肿在血肿腔内凝集成块，穿刺和引流均不能奏效，需切开头皮将凝血块排出，然后加压包扎。

3. 骨膜下血肿

常见于婴儿产伤，也见于幼儿跌伤。最好能够早做穿刺或引流，若待其自行吸收，常留下骨性钙化隆起，严重时使头颅变形。如头皮血肿发生感染，应早做切开引流，同时全身应用抗生素治疗。

（四）护理评估

1. 健康史

（1）评估血肿部位、范围、张力及血肿波动情况，以判断血肿类型。

（2）评估包括患者年龄、性别、职业、家庭状况、文化程度、宗教信仰、入院方式等。了解受伤经过、受伤时间、原因，暴力大小、性质、方向、着力点及次数，头皮是静止还是运动状况下受伤；受伤后的表现，有无癫痫发作等。了解患者及家族是否有高血压、冠心病、短暂性脑缺血发作和癫痫等疾病，是否由此跌倒而引起脑损伤；患者有无各种血液病的出血史，其他脏器的严重疾病史。有无某种药物或食物过敏，有无家族遗传性疾病。是否服用过阿司匹林等抗凝血药，有无接受过治疗及具体用药情况。有无吸烟、饮酒史，饮食习惯及排泄状态。了解患者在疾病各个阶段的自理需要和自理能力，以便采取不同的连续的护理支持系统，满足其需要。

2. 身体状况

评估疼痛的部位、性质、程度，生命体征是否平稳，特别是婴幼儿巨大帽状腱膜下血肿可引起休克发生。

3. 心理－社会状况

（1）评估患者及家属对疾病发生后的心理反应和对疾病的认识程度。

（2）评估患者及家属是否得到相关的健康指导。

（3）评估费用支付方式，是否存在法律纠纷。

（4）评估有无良好的社会支持系统，以便调动一切有利患者康复的因素。

（5）评估患者的个性特征，患者角色是否正常，以便提供针对性的指导。

（五）护理诊断

1. 急性疼痛

与头皮血肿有关。

2. 潜在并发症

失血性休克。

（六）护理措施

1. 体位护理

自动体位。有休克征象者取平卧位，疼痛剧烈者取头高卧位。

2. 饮食护理

早期避免进食辛辣刺激性食物，以免扩张头部血管，加重出血。

3. 心理护理

头皮血肿患者常因意外受伤，局部疼痛而产生焦虑、恐惧心理。①应热情接待患者，给予及时妥善的治疗处理，以减轻患者恐惧。②耐心倾听患者的主观感受，解释其发生的原因，因头皮富含血管、神经组织，受伤后易致血肿形成，且疼痛明显，但经治疗后能较快治愈，不会产生后遗症，以消除患者的焦虑、紧张心理。

4. 疼痛的护理

疼痛常因头皮血管、神经受牵拉、刺激所致。

（1）伤后48 h内冷敷可减轻疼痛，可将小毛巾浸于冰水或冷水中，拧至半干，以不滴水为宜，敷于患处，每3～5 min更换1次，持续15～20 min，但应避免挤揉血肿，以免加重出血。

（2）疼痛剧烈者可遵医嘱适当给予镇痛药，但禁止使用吗啡类镇痛药，以免掩盖病情。

（3）主动向患者解释疼痛发生的机制，显示出理解患者的痛苦，并安慰患者。

5. 休克的护理

婴幼儿巨大帽状腱膜下血肿可导致休克发生。

（1）密切观察病情变化，如患者出现面色苍白、皮肤湿冷、表情淡漠及血压下降、脉搏细数等表现提示休克发生，应报告医师并迅速建立静脉通路，遵医嘱补液及应用血管活性药物，必要时补充血容量。

（2）协助医师行血肿穿刺抽吸，并给予抗生素治疗，以防穿刺抽吸造成感染。

（3）同时做好休克相关护理，如平卧、保暖、吸氧等。

6. 潜在并发症的护理

硬脑膜外血肿常因骨膜下血肿或合并有脑膜中动脉撕裂所致。

（1）骨膜下血肿忌用强力加压包扎，以防血液经骨折缝流向颅内；但婴幼儿患者宜及时穿刺抽吸后加压包扎，以免时间过长形成骨性包块，难以消散。

（2）严密观察病情，如出现剧烈头痛、呕吐、躁动不安，甚至出现意识障碍、一侧瞳孔散大、偏瘫等提示硬脑膜外血肿形成，应及时报告医师处理。

（3）及时协助患者行CT检查确诊，必要时行开颅探查血肿清除术。

（七）健康教育

（1）注意休息，避免过度劳累。

（2）限制烟酒及辛辣刺激性食物。

（3）遵医嘱继续服用镇痛、抗菌药物。

（4）如原有症状加重、头痛剧烈、频繁呕吐者应及时就诊。

二、头皮裂伤

头皮裂伤是由锐器或钝器直接作用于头皮所致的损伤。头皮血管丰富，头皮裂伤出血较多，不易自止，易导致血容量不足；头皮含有大量毛囊、汗腺和皮脂腺，容易隐藏污垢、细菌，损伤后容易导致感染。

（一）临床表现

头皮裂伤患者自觉局部剧痛、伴有不同程度的出血，出血量依裂伤大小及深浅有所不同浅层裂伤，常因断裂血管不能随皮下组织收缩而自凝，故反较全层裂伤出血较多。

（二）辅助检查

1. X线平片检查

可见软组织肿块影像。

2. CT检查

在骨窗缘下可见头皮血肿影像。

（三）治疗原则

头皮裂伤的紧急处理主要是止血。最常用的方法是加压包扎，然后在有条件的地方将伤口清创缝合。清创时要注意将帽状腱膜下的毛发等异物完全清除，否则容易导致其后的伤口感染。由于头皮血供丰富，愈合能力强，故头皮裂伤均应争取一期缝合。有的伤口在3日以内，只要无明显的化脓性感染，也应争取在彻底清创后一期缝合。

（四）护理评估

1. 健康史

评估包括患者年龄、性别、职业、家庭状况、文化程度、宗教信仰、入院方式等。了解受伤经过、受伤时间、原因，暴力大小、性质、方向、着力点及次数，头皮是静止还是运动状况下受伤；受伤后的表现，有无癫痫发作等。了解患者及家族是否有高血压、冠心病、短暂性脑缺血发作和癫痫等疾病，是否由此跌倒而引起脑损伤；患者有无各种血液病的出血史，其他脏器的严重疾病史、有无某种药物或食物过敏，有无家族遗传性疾病。是否服用过阿司匹林等抗血凝药，有无接受过治疗及具体用药情况。有无吸烟、饮酒史，饮食习惯及排泄状态。了解患者在疾病各个阶段的自理需要和自理能力，以便采取不同的连续的护理支持系统，满足其需要。

2. 身体状况

了解出血情况及患者生命体征的变化，以判断有无血容量不足。

3. 心理 – 社会状况

（1）评估患者及家属对疾病发生后的心理反应和对疾病的认识程度。

（2）评估患者及家属是否得到相关的健康指导。

（3）评估费用支付方式，是否存在法律纠纷。

（4）评估有无良好的社会支持系统，以便调动一切有利患者康复的因素。

（5）评估患者的个性特征，患者角色是否正常，以便提供针对性的指导。

（五）护理诊断

1. 疼痛

与头皮裂伤有关。

2. 潜在并发症

感染。

3. 血容量不足的危险

与头皮裂伤后大量出血，血量补充不及时有关。

4. 自我形象紊乱

与脑损伤后皮肤组织完整性受损，肢体功能障碍及长期卧床有关。

（六）护理措施

1. 饮食护理

给予营养丰富的普通饮食，限制烟酒、辛辣刺激性食物。

2. 体位护理

采取自动卧位。

3. 心理护理

患者常因出血较多、受伤当时情景的刺激而产生恐惧心理。

（1）迅速处理创口，及时清理血迹，使患者感到得到了妥善的治疗、护理。

（2）主动将可能给患者带来的痛苦和威胁作适当说明，并给予安全暗示和保证。

（3）指导患者学习身心放松、深呼吸并想象手心发热，以缓解恐惧心理。

（4）关心体贴患者，动作轻柔熟练，态度和蔼，使患者感到危险情境消除或减弱，增强安全感。

4. 疼痛护理

观察伤口有无渗血、渗液及红肿热痛等感染征象。

（1）耐心听取患者的诉说，敏锐地观察患者的疼痛反应，脸色苍白、紧皱眉头、咬紧牙关、握紧拳头及深沉的呻吟等都提示疼痛显著。

（2）恰当地向患者解释疼痛的机制，并显示出理解患者的痛苦，安慰患者。

（3）对行为反应过激的患者，要进行耐心劝解，以防止影响其他患者；对强烈克制的患者，给予鼓励，并允许其呻吟；对疼痛强度突然改变，严重的持续疼痛的患者，应慎重对待，以免发生器质性改变。

（4）分散患者注意力，如听收音机、聊天、看电视等，以降低机体对疼痛的感受性。

（5）遵医嘱给予镇静、镇痛药，减轻疼痛。

5. 伤口护理

（1）观察伤口，有无渗血、渗液及红肿热痛等感染征象。

（2）仔细清洗伤口及周围血迹，协助医师行清创缝合术。

（3）出血不止者予加压包扎止血，避免失血过多，必要时予补液、输血处理。

（4）遵医嘱及时注射破伤风抗毒素，按时使用抗生素。

6. 潜在并发症——感染的护理

（1）密切观察患者感染的征象，遵医嘱合理使用抗生素。

（2）枕上垫无菌巾，保持伤口敷料干燥固定，如有渗湿、污染及时更换。

（3）监测体温，每 4 ~ 8 h 1 次。

（4）鼓励患者进食营养丰富的食物，以增强机体抵抗力。

（5）指导患者避免搔抓伤口，不合作者适当约束四肢。

（七）健康教育

（1）指导家属鼓励患者正视现实，并安慰、开导患者，鼓励其参加社会活动，消除负性心理。

（2）加强营养，进食高热量、高蛋白、维生素丰富的饮食，增强机体抵抗力。

（3）避免搔抓伤口，可用 75% 酒精或络合碘消毒伤口周围，待伤口痊愈后方可洗头。

（4）形象受损者，可暂时戴帽、戴假发修饰，必要时可行整容、美容术。

（5）如出现伤口发红、渗液、积液，不明原因发热等情况应及时就诊。

三、头皮撕脱伤

头皮撕脱伤常因头发被卷入机器而使大块头皮自帽状腱膜下或连同颅骨骨膜一并撕脱。伤后可因大量出血及疼痛而发生休克，女性多见。

（一）临床表现

头皮撕脱伤是一种严重的头皮损伤，几乎都是因为留有长发辫的妇女不慎将头发卷入转动的机轮而导致。由于表皮层、皮下组织层与帽状腱膜 3 层紧密连接在一起，故在强力的牵扯下，常将头皮自帽状腱膜下间隙全层撕脱，有时连同部分骨膜也会被撕脱，使颅骨裸露。头皮撕脱的范围与受到牵扯的发根面积有关，严重时可达整个帽状腱膜的覆盖区，前至上眼睑和鼻根，后至发际，两侧累及耳郭，甚至面颊部。患者大量失血，可导致休克，但较少合并颅骨骨折或脑损伤。

（二）辅助检查

1. X 线平片检查

可见软组织肿块影像。

2. CT 检查

在骨窗缘下可见头皮肿影像。

（三）治疗原则

头皮撕脱伤的处理原则与头皮裂伤相同。由于损伤范围太广，常常伴有头皮缺损，处理时应注意以下几点：

1. 对部分撕脱伤的患者

要确认尚存的蒂部是否有足够的血流供应撕脱的皮瓣，如没有足够的血流，则应按完全性撕脱伤处理（但不要切断尚存的联系），否则术后会导致大片的头皮坏死。

2. 对完全性撕脱伤的患者

应将撕下的头皮彻底清洗、消毒（不用碘酊）后，切除皮下组织制成皮片（越薄越好），紧贴于创口周边稀疏缝合还原（注意修复耳郭和眉毛）。

3. 对头皮撕脱伤同时伴有头皮缺损的患者

可根据情况做减张切口或弧形皮瓣转移，尽量缩小头皮的缺损部分，然后再行身体其他部位（如腹部或大腿内侧）取皮覆盖伤口。

（四）护理评估

1. 健康史

评估包括患者年龄、性别、职业、家庭状况、文化程度、宗教信仰、入院方式等。了解受伤经过、受伤时间及头皮创面情况，颅骨是否裸露，评估疼痛程度和全身情况，了解受伤原因，暴力大小、性质、方向、着力点及次数，头皮是静止还是运动状况下受伤；受伤后的表现，有无癫痫发作等了解患者及家族是否有高血压、冠心病、短暂性脑缺血发作和癫痫等疾病，是否由此跌倒而引起脑损伤；患者有无各种血液病的出血史，其他脏器的严重疾病史。有无有无家族遗传性疾病。是否服用过阿司匹林等抗血凝药物，有无接受过治疗及具体用药情况。有无吸烟、饮酒史，饮食习惯及排泄状态。了解患者在疾病各个阶段的自理需要和自理能力，以便采取不同的连续的护理支持系统，满足其需要。

2. 身体状况

评估出血量，意识、生命体征是否正常，以判断有无休克及休克的类型。

3. 心理－社会状况

（1）评估患者及家属对疾病发生后的心理反应和对疾病的认识程度。

（2）评估患者及家属是否得到相关的健康指导。

（3）评估费用支付方式，是否存在法律纠纷。

（4）评估有无良好的社会支持系统，以便调动一切有利患者康复的因素。

（5）评估患者的个性特征，患者角色是否正常，以便提供针对性的指导。

（五）护理诊断

1. 恐惧

与不了解疾病的相关知识，缺乏疾病相关知识有关。

2. 疼痛

与头皮损伤有关。

3. 血容量不足的可能

与头皮撕脱伤后大量出血，血量补充不及时有关。

4. 潜在并发症

感染与头皮开放性损伤有关；出血性休克与头皮损伤后引起大出血有关。

5. 自我形象紊乱

与脑损伤后皮肤组织完整性受损，肢体功能障碍及长期卧床有关。

（六）护理措施

1. 术前护理

（1）饮食护理：急行手术者应即刻禁食禁饮，饱胃患者应行胃肠减压，防止麻醉后食物反流引起窒息。

（2）体位护理：①低颅压患者取平卧位，防止因头高位时颅压降低致头痛加重。②颅压增高时取头高位，以利于颅内静脉回流，降低颅压。③脑脊液漏时，取平卧位或头高位，以减轻脑脊液漏并促使漏口粘连封闭。④昏迷患者取平卧且头偏向一侧或侧卧、俯卧位，以利口腔与呼吸道的分泌物引流，保持呼吸道通畅。⑤休克时取平卧或头低仰卧位，以保证脑部血氧供给，但时间不宜过长，以免增加颅内瘀血。

（3）心理护理：颅脑损伤对患者或家属都是意外打击。家属在患者病情危急时可能会有应对能力不足而产生感伤、无助或过度要求医护人员的举止；意识清醒的患者情绪上也会经历休克、退缩、认知与适应四期。①护士应理解患者及家属的行为，安排时间，引导患者及家属说出所担忧的事，并给予满意的解释。②对需要手术者如实向患者及家属介绍手术的必要性及可能出现的问题，鼓励患者及家属面对现实。③适当地介绍有关知识，如 CT 检查后结果，目前的病情进展，治疗措施，护理计划及预期的结果等。

（4）头痛、头昏的护理：①卧床休息，注意卧位的合理调整，避免过度劳累和精神紧张。②去除诱发或加重头痛的因素，如创造安静环境，保持尿便通畅，减少或避免咳嗽、屏气、大幅度转头、突然的体位改变等。③重视患者主诉，严密观察意识、瞳孔、生命体征的变化。④适时向患者解释头痛主要是局部损伤使硬脑膜、血管及神经受到牵拉、刺激所致，理解、同情患者的痛苦，关心、安慰患者。⑤针对原因进行处理。

（5）休克的护理：对合并头皮裂伤或撕脱伤者，应立即包扎伤口，压迫止血，并妥善保护撕脱的头皮。若观察中发现血压下降，脉搏增快，面色苍白，肢端湿冷等休克征象，还应考虑是否有其他合并伤（如多发性骨折，内脏破裂等），需立即抗休克处理，并协助医师查找休克原因，必要时做好手术前准备工作。

（6）创面的护理：①在无菌、无水和低温密封下保护撕脱头皮。②伤后立即用大块无菌棉垫、纱布压迫创面，加压包扎，防止失血性休克。③协助医师迅速处理创面，将被撕脱头皮的毛发剃尽，争取手术时间，尽快完善术前准备，行头皮再植术。④常规注射破伤风抗毒素，遵医嘱使用抗生素。

2. 术后护理

（1）饮食护理：给予高蛋白、高维生素高热量、易消化吸收饮食，提高机体修复能力和抵抗力。

（2）体位护理：避免压迫创伤局部，头皮全部撕脱者，术后为保证植皮或皮瓣存活，除短暂俯卧位外，应整日端坐。

（3）心理护理：患者多为女性，伤后对容貌影响较大，直接影响患者的家庭生活和社会活动，从而造成患者心理创伤，多表现为焦虑、抑郁、悲观或情绪多变。①认真倾听其主诉，耐心解释所提出的问题，引导其阅读一些娱乐方面的书籍，观看令人快乐的电视节目。②多与患者及家属沟通，鼓励患者面对现实，解除思想顾虑，争取早日康复。③指导并协助患者进行修饰，保持较好的自我形象。④主动把可能给患者带来的痛苦和威胁作适当说明，并给予安全暗示和保证。⑤关心、体贴患者，满足其提出的合理要求，动作轻柔，操作熟练，减轻患者对疼痛的恐惧。

（4）疼痛护理：①耐心听取患者的诉说，敏锐地观察患者的疼痛反应，脸色苍白、紧皱眉头、咬紧牙关、握紧拳头及深沉的呻吟等都提示疼痛显著。②恰当地向患者解释疼痛的机制，并显示出理解患者的痛苦，安慰患者。③对行为反应过激的患者，要进行耐心劝解，以防止影响其他患者；对强烈克制的患者，给予鼓励，并允许其呻吟；对疼痛强度突然改变，严重的持续疼痛的患者，应慎重对待，以免发生器质性改变。④分散患者注意力，如听收音机、聊天、看电视等，以降低机体对疼痛的感受性。⑤遵医嘱给予镇静、镇痛药，减轻疼痛。

（5）潜在并发症——感染的护理：①密切观察患者感染的征象，遵医嘱合理使用抗生素。②枕上垫无菌巾，保持伤口敷料干燥固定，如有渗湿、污染及时更换。③监测体温，每4～8h1次。④鼓励患者进食营养丰富的食物，以增强机体抵抗力。⑤指导患者避免搔抓伤口，不合作者适当约束四肢。

（七）健康教育

（1）指导家属鼓励患者正视现实，并安慰、开导患者，鼓励其参加社会活动，消除负性心理。

（2）食用高热量、高蛋白、维生素丰富的饮食，增强机体抵抗力。

（3）避免搔抓伤口，可用75%酒精或络合碘消毒伤口周围，待伤口痊愈后方可洗头。

（4）形象受损者，可暂时戴帽、戴假发修饰，必要时可行整容、美容术。

（5）如出现伤口发红、渗液、积液，不明原因发热等情况应及时就诊。

第二节　颅骨骨折的护理

颅骨骨折是颅骨受外力作用所致的颅骨结构改变，骨折的形式通常与外力作用的方式和程度有关。外力的作用面积越大、速度越快，颅骨的损伤越重。一般按骨折的部位可以分为颅盖骨折和颅底骨折；按骨折形态可以分为线性骨折（包括骨缝分离）、凹陷骨折和粉碎骨折；按骨折与外界是否相通分为开放性与闭合性骨折，开放性骨折和累及鼻窦的颅底骨折有合并骨髓炎和颅内感染的可能，必须及时处理。

一、临床表现

1. 颅盖骨折

（1）线性骨折：几乎均为颅骨全层骨折，骨折线多为单一，也可为多发。形状呈线条状，也有的呈放射状，触诊有时可发现颅骨骨折线。

（2）凹陷骨折：绝大多数为颅骨全层凹陷骨折，个别情况下亦有内板单独向颅内凹陷入者。头部触诊可及局部凹陷，多伴有头皮损伤。

（3）粉碎骨折：患者的头颅 X 线片显示受伤处颅骨有多条骨折线，可呈纵横交错状，并分裂为数块，同时合并头皮裂伤及局部脑挫裂伤。

2. 颅底骨折

（1）颅前窝：骨折后可见球结膜下出血及迟发性眼睑皮下瘀血，呈紫蓝色，俗称"熊猫眼"。常伴有嗅神经损伤，少数可发生视神经在视神经管部损伤。累及筛窦或筛板时，可致脑脊液鼻漏，早期多呈血性。

（2）颅中窝：骨折可见耳后迟发性瘀斑，常伴听力障碍和面神经周围性瘫痪，以及脑脊液耳漏。

（3）颅后窝：骨折可见乳突和枕下部皮下瘀血，前者又称 Battle 征，有时可见咽喉壁黏膜下瘀血，偶见舌咽神经、迷走神经、副神经和舌下神经损伤以及延髓损伤的表现。

二、辅助检查

1. X 线检查

颅盖骨折依靠头颅 X 线片确诊，凹陷骨折者可显示骨折片陷入颅内的深度；颅底骨折 X 线片检查价值不大。

2. CT 检查有助于了解骨折情况和有无合并脑损伤。

三、治疗原则

1. 颅盖骨折

（1）线形骨折：本身不需特殊治疗，应着重处理骨折可能引起的硬脑膜外血肿、脑脊液漏。

（2）凹陷骨折：①凹陷程度轻、陷入深度小于 1 cm 又无临床症状者不需手术治疗。②凹陷 1 cm 以上或出现压迫症状者，行骨折片复位术。③有颅内高压者应对症处理。

（3）粉碎骨折：行骨片摘除，必要时于 3 ~ 6 个月后行颅骨成形术。

2. 颅底骨折

（1）颅前窝骨折：本身无须特殊处理，以防止感染为主。若发生脑脊液漏，应按开放性损伤处理，不可堵塞，适当取头高位并予抗感染治疗。经处理后，鼻漏多可在 2 周内自行封闭愈合，对经久不愈长期漏液长达 4 周以上，或反复引发脑膜炎及大量溢液的患者，则应实施手术。

（2）颅中窝骨折：处理同上。若伴海绵窦动静脉瘘，早期可采用 Mata 试验，即于颈部压迫患侧颈总动脉，每日 4 ~ 6 次，每次 15 ~ 30 min，对部分瘘孔较小者有一定效果，但对为时较久、症状有所加重或迟发的动静脉瘘，则应及早手术治疗。

（3）颅后窝骨折：急性期主要是针对枕骨大孔区及高位颈椎的骨折或脱位。若有呼吸功能紊乱或颈脊髓受压时，应及早行气管切开，颅骨牵引，必要时做辅助呼吸或人工呼吸，甚至施行颅后窝及颈椎椎板减压术。

四、护理评估

1. 健康史

评估包括患者年龄、性别、职业、家庭状况、文化程度、宗教信仰、入院方式等。了解受伤经过、受伤时间、原因，暴力大小、性质、方向、着力点及次数，头颅是静止还是运动状况下受伤；受伤后的表现，有无癫痫发作等。了解患者及家族是否有高血压、冠心病、短暂性脑缺血发作和癫痫等疾病，是否由此跌倒而引起脑损伤；患者有无各种血液病的出血史，其他脏器的严重疾病史。有无某种药物或食物过敏，有无家族遗传性疾病。是否服用过阿司匹林等抗血凝药物，有无接受过治疗及具体用药情况。有无吸烟、饮酒史，饮食习惯及排泄状态。了解患者在疾病各个阶段的自理需要和自理能力，以便采取不同的连续的护理支持系统，满足其需要。

2. 身体状况

（1）评估颅盖骨折患者有无局部软组织挫伤、压痛、肿胀或血肿，有无骨片凹陷，以了解骨折类型及程度；评估颅底骨折患者有无皮下瘀血及瘀血部位，有无脑脊液鼻漏、耳漏及漏出液量、性质、部位，以判断骨折类型和部位。

（2）评估颅盖骨折患者有无癫痫、偏瘫和其他神经系统阳性体征，以提供相应的治疗护理措施；评估颅底骨折患者意识状态、生命体征变化，评估有无失明，听力下降、面瘫等神经受损表现。

3. 心理－社会状况

（1）评估患者及家属对疾病发生后的心理反应和对疾病的认识程度。

（2）评估患者及家属是否得到相关的健康指导。

（3）评估费用支付方式，是否存在法律纠纷。

（4）评估有无良好的社会支持系统，以便调动一切有利患者康复的因素。

（5）评估患者的个性特征，患者角色是否正常，以便提供针对性的指导。

五、护理诊断

1. 焦虑／恐惧

与患者对骨折的恐惧、担心预后有关。

2. 有受伤的危险

与脑损伤引起癫痫、意识障碍、视力障碍等有关。

3. 有感染的危险

与脑脊液外漏有关。

4. 知识缺乏

缺乏疾病的相关知识。

5. 潜在并发症

①癫痫：与颅骨骨折致脑损伤有关。②颅内低压：与颅骨骨折致脑脊液漏出过多有关。③颅内高压：与颅骨骨折致继发性颅内出血或脑水肿有关。④感染：与颅骨骨折致颅底开放性损伤有关。

六、护理措施

1. 病情观察

（1）严密观察生命体征，及时发现病情变化。

（2）有癫痫发作的患者应注意观察发作前的征兆、持续时间及发作类型。

（3）注意观察有无颅内低压症状。

（4）早期发现继发性颅内出血和颅内高压，及时进行手术治疗。

（5）早期发现继发脑神经损害，及时处理。

2. 预防颅内感染

（1）体位护理：患者取半坐卧位，头偏向患侧，借重力作用使脑组织移至颅底，促使脑膜形成粘连而封闭漏口，待脑脊液漏停止3～5日后可改平卧位。如果脑脊液外漏多，应取平卧位，头稍抬高，以防颅压过低。

（2）保持局部清洁：每日2次清洁、消毒外耳道、鼻腔或口腔，注意消毒棉球不可过湿，以免液体逆流入颅内。劝告患者勿挖鼻、抠耳。

（3）预防颅内逆行感染：脑脊液漏者，禁忌堵塞、冲洗鼻腔、耳道和经鼻腔、耳道滴药，禁忌做腰椎穿刺脑脊液鼻漏者，严禁从鼻腔吸痰或放置鼻胃管。注意有无颅内感染迹象，如头痛、发热等。遵医嘱应用抗生素和破伤风抗毒素。

（4）避免颅压骤升：嘱患者勿用力屏气排便、咳嗽、擤鼻涕或打喷嚏等，以免颅压骤然升降导致气颅或脑脊液逆流。

3. 并发症的观察与处理

（1）脑脊液漏：患者鼻腔、耳道流出淡红色液体，可疑为脑脊液漏。但需要鉴别血性脑脊液与血性渗液可将血性液滴于白色滤纸上，若血迹外周有月晕样淡红色浸渍圈，则为脑脊液漏；或行红细胞计数并与周围血的红细胞比较，以明确诊断。另外，还应区别血性脑脊液与鼻腔分泌物。根据脑脊液中含糖而鼻腔分泌物中不含糖的原理，用尿糖试纸测定或葡萄糖定量检测以鉴别是否存在脑脊液漏。在鼻前庭或外耳道口松松地放置棉球，随湿随换，记录24 h浸湿的棉球数，以估计脑脊液外漏量。有时颅底骨折虽伤及颞骨岩部，且骨膜及脑膜均已破裂但鼓膜尚完整时，脑脊液可经耳咽管流至咽部进而被患者咽下，故应观察并询问患者是否经常有腥味液体流至咽部。

（2）颅内继发性损伤：颅骨骨折患者可合并脑挫伤、颅内出血，继发脑水肿导致颅压增高。脑脊液外漏可推迟颅压增高症状的出现，一旦出现颅压增高的症状，救治更为困难。因此，应严密观察患者的意识、生命体征、瞳孔及肢体活动等情况，以及时发现颅压增高及脑疝的早期迹象。

（3）颅内低压综合征：若脑脊液外漏多，可使颅压过低而导致颅内血管扩张，出现剧烈头痛、眩晕、呕吐、厌食、反应迟钝、脉搏细弱、血压偏低。头痛在立位时加重，卧位时缓解。若患者出现颅压过低表现，可遵医嘱补充大量水分以缓解症状。

4. 心理护理

做好心理护理，稳定患者情绪。有脑神经损伤导致视力、听力、嗅觉损害以及面部周围性瘫痪者，护理人员要关心、体贴患者，加强生活护理和健康指导。

七、健康教育

1. 饮食指导

卧位患者进食时，头应偏向一侧，食物不宜过稀，也不宜过硬过稠。指导患者吞咽动作和正确的咳嗽方法，以防误吸。

2. 心理指导

针对患者的性格特点帮助他们树立战胜疾病的信心，正确面对，积极配合康复训练，争取早日康复。

3. 出院宣教

根据体力，适当活动，根据康复医师的指导，循序渐进地进行各种功能锻炼及康复，充分发挥患者主动性，锻炼日常生活能力。

4. 预防护理

颅骨缺损者应避免局部碰撞，以免损伤脑组织，嘱咐患者在伤后半年左右做颅骨成形术。

5. 复诊随访

术后3个月门诊随访。

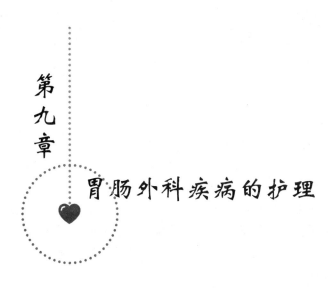

第九章 胃肠外科疾病的护理

第一节　胃溃疡和十二指肠溃疡的护理

胃十二指肠溃疡（gastroduodenal ulcer）是指发生于胃十二指肠黏膜的局限性圆形或椭圆形的全层黏膜缺损。因溃疡的形成与胃酸 - 蛋白酶的消化作用有关，故又称为消化性溃疡。纤维内镜技术的不断完善、新型制酸剂和抗幽门螺杆菌药物的合理应用使得大部分患者经内科药物治疗可以痊愈，需要外科手术的溃疡患者显著减少。外科治疗主要用于溃疡穿孔、溃疡出血、瘢痕性幽门梗阻、药物治疗无效及恶变的患者。

一、病因与发病机制

胃十二指肠溃疡病因复杂，是多种因素综合作用的结果。其中最为重要的是幽门螺杆菌感染、胃酸分泌异常和黏膜防御机制的破坏，某些药物的作用以及其他因素也参与溃疡病的发病。

1. 幽门螺杆菌（helicobacter pylori，Hp）感染

与消化性溃疡的发病密切相关。90% 以上的十二指肠溃疡患者与近 70% 的胃溃疡患者中检出 Hp 感染，Hp 感染者发展为消化性溃疡的累计危险率为 15% ~ 20%；Hp 可分泌多种酶，部分 Hp 还可产生毒素，使细胞发生变性反应，损伤组织细胞。Hp 感染破坏胃黏膜细胞与胃黏膜屏障功能，损害胃酸分泌调节机制，引起胃酸分泌增加，最终导致胃十二指肠溃疡。幽门螺杆菌被清除后，胃十二指肠溃疡易被治愈且复发率低。

2. 胃酸分泌过多

溃疡只发生在经常与胃酸相接触的黏膜。胃酸过多的情况下，激活胃蛋白酶，可使胃、十二指肠黏膜发生自身消化。十二指肠溃疡可能与迷走神经张力及兴奋性过度增高有关，也可能与壁细胞数量的增加以及壁细胞对胃泌素、组胺、迷走神经刺激敏感性增高有关。

3. 黏膜屏障损害

非甾体消炎药（nonsteroidal antiinflammatorydrug，NSAID）、肾上腺皮质激素、胆汁酸盐、酒精等均可破坏胃黏膜屏障，造成 H^+ 逆流入黏膜上皮细胞，引起胃黏膜水肿、出血、糜烂，甚至溃疡。长期使用 NSAID 者胃溃疡的发生率显著增加。

4. 其他因素

包括遗传、吸烟、心理压力和咖啡因等。遗传因素在十二指肠溃疡的发病中起一定作用。O 型血者患十二指肠溃疡的概率比其他血型者显著增高。

正常情况下，酸性胃液对胃黏膜的侵蚀作用和胃黏膜的防御机制处于相对平衡状态。如平衡受到破

坏，侵害因子的作用增强、胃黏膜屏障等防御因子的作用削弱，胃酸、胃蛋白酶分泌增加，最终导致消化性溃疡的形成。

二、临床表现

典型消化道溃疡的表现为节律性和周期性发作的腹痛，与进食有关，且呈现慢性病程。

1. 症状

（1）十二指肠溃疡：主要表现为上腹部或剑突下的疼痛，有明显的节律性，与进食密切相关，常表现为餐后延迟痛（餐后 3 ~ 4 h 发作），进食后腹痛能暂时缓解，服抗酸药物能止痛。饥饿痛和夜间痛是十二指肠溃疡的特征性症状，与胃酸分泌过多有关，疼痛多为烧灼痛或钝痛，程度不一。腹痛具有周期性发作的特点，好发于秋冬季。十二指肠溃疡每次发作时，症状持续数周后缓解，间歇 1 ~ 2 个月再发。若间歇期缩短，发作期延长，腹痛程度加重，则提示溃疡病变加重。

（2）胃溃疡：腹痛是胃溃疡的主要症状，多于餐后 0.5 ~ 1 h 开始疼痛，持续 1 ~ 2 h，进餐后疼痛不能缓解，有时反而加重，服用抗酸药物疗效不明显。疼痛部位在中上腹偏左，但腹痛的节律性不如十二指肠溃疡明显。胃溃疡经抗酸治疗后常容易复发，除易引起大出血、急性穿孔等严重并发症外，约有 5% 胃溃疡可发生恶变；其他症状：反酸、嗳气、恶心、呕吐、食欲减退，病程迁延可致消瘦、贫血、失眠、心悸及头晕等症状。

2. 体征

溃疡活动期剑突下或偏右有一固定的局限性压痛，十二指肠溃疡压痛点在脐部偏右上方，胃溃疡压痛点位于剑突与脐的正中线或略偏左。缓解期无明显体征。

三、实验室及其他检查

1. 内镜检查

胃镜检查是诊断胃十二指肠溃疡的首选检查方法，可明确溃疡部位，并可经活检做病理学检查及幽门螺杆菌检测。

2. X 线钡餐检查

可在胃十二指肠部位显示一周围光滑、整齐的龛影或见十二指肠壶腹部变形。上消化道大出血时不宜行钡餐检查。

四、治疗要点

无严重并发症的胃十二指肠溃疡一般均采取内科治疗，外科手术治疗主要针对胃十二指肠溃疡的严重并发症进行治疗。

1. 非手术治疗

（1）一般治疗：包括养成生活规律、定时进餐的良好习惯，避免过度劳累及精神紧张等。

（2）药物治疗：包括根除幽门螺杆菌、抑制胃酸分泌和保护胃黏膜的药物。

2. 手术治疗

（1）适应证

①十二指肠溃疡外科治疗。外科手术治疗的主要适应证包括十二指肠溃疡急性穿孔、内科无法控制的急性大出血、瘢痕性幽门梗阻以及经内科正规治疗无效的十二指肠溃疡，即顽固性溃疡。

②胃溃疡的外科治疗。胃溃疡外科手术治疗的适应证：a. 包括抗幽门螺杆菌措施在内的严格内科治疗 8 ~ 12 周，溃疡不愈合或短期内复发者。b. 发生胃溃疡急性大出血、溃疡穿孔及溃疡穿透至胃壁外者。c. 溃疡巨大（直径 > 2.5 cm）或高位溃疡者。d. 胃十二指肠复合型溃疡者。e. 溃疡不能除外恶变或已经恶变者。

（2）手术方式

①胃大部切除术：这是治疗胃十二指肠溃疡的首选术式。胃大部切除术治疗溃疡的原理是：a. 切

除胃窦部，减少 G 细胞分泌的胃泌素所引起的体液性胃酸分泌。b. 切除大部分胃体，减少了分泌胃酸、胃蛋白酶的壁细胞和主细胞数量。c. 切除了溃疡本身及溃疡的好发部位。胃大部切除的范围是胃远侧 2/3 ～ 3/4，包括部分胃体、胃窦部、幽门和十二指肠壶腹部的近胃部分。胃大部切除术后胃肠道重建的基本术式包括胃十二指肠吻合或胃空肠吻合。术式包括：

毕（Billrorh）I 式胃大部切除术：即在胃大部切除后将残胃与十二指肠吻合（图 9-1），多适用于胃溃疡。其优点是重建后的胃肠道接近正常解剖生理状态，胆汁、胰液反流入残胃较少，术后因胃肠功能紊乱而引起的并发症亦较少；缺点是有时为避免残胃与十二指肠吻合口的张力过大致切除胃的范围不够，增加了术后溃疡的复发机会。

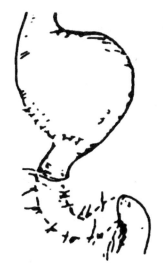

图 9-1　毕 I 式胃大部切除术

毕（Billrorh）II 式胃大部切除术：即切除远端胃后，缝合关闭十二指肠残端，将残胃与空肠行端侧吻合（图 9-2）。适用于各种胃及十二指肠溃疡，特别是十二指肠溃疡。十二指肠溃疡切除困难时，可行溃疡旷置。优点是即使胃切除较多，胃空肠吻合口张力也不致过大，术后溃疡复发率低；缺点是吻合方式改变了正常的解剖生理关系，术后发生胃肠道功能紊乱的可能性较毕 I 式大。

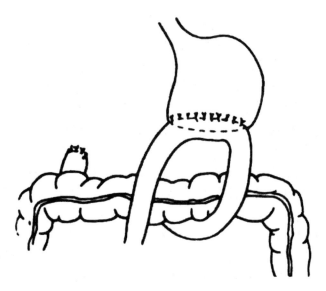

图 9-2　毕 II 式胃大部切除术

胃大部切除后胃空肠 Roux-en-Y 吻合术：即胃大部切除后关闭十二指肠残端，在距十二指肠悬韧带

10～15 cm 处切断空肠，将残胃和远端空肠吻合，据此吻合口以下 45～60 cm 处将空肠与空肠近侧断端吻合。此法临床应用较少，但有防止术后胆汁、胰液进入残胃的优点。

②胃迷走神经切断术：此手术方式临床已较少使用。迷走神经切断术治疗溃疡的原理是：a. 阻断迷走神经对壁细胞的刺激，消除神经性胃酸分泌。b. 阻断迷走神经引起的促胃泌素的分泌，减少体液性胃酸分泌。可分为三种类型：a. 迷走神经干切断术。b. 选择性迷走神经切断术。c. 高选择性迷走神经切断术。

五、常见护理诊断/问题

1. 焦虑、恐惧

与对疾病缺乏了解，担心治疗效果及预后有关。

2. 疼痛

与胃十二指肠黏膜受侵蚀及手术后创伤有关。

3. 潜在并发症

出血、感染、十二指肠残端破裂、吻合口瘘、胃排空障碍、消化道梗阻、倾倒综合征等。

六、护理措施

1. 术前护理

（1）心理护理：关心、了解患者的心理和想法，告知有关疾病治疗和手术的知识、手术前和手术后的配合，耐心解答患者的各种疑问，消除患者的不良心理，使其能积极配合疾病的治疗和护理。

（2）饮食护理：一般择期手术患者饮食宜少量多餐，给予高蛋白、高热量、高维生素等易消化的食物，忌酸辣、生冷、油炸、浓茶、烟酒等刺激性食品。患者营养状况较差或不能进食者常伴有贫血、低蛋白血症，术前应给予静脉输液，补充足够的热量，必要时补充血浆或全血，以改善患者的营养状况，提高其对手术的耐受力。术前 1 日进流质饮食，术前 12 h 禁食水。

（3）协助患者做好各种检查及手术前常规准备，做好健康教育，如教会患者深呼吸、有效咳嗽、床上翻身及肢体活动方法等。

（4）术日晨留置胃管，必要时遵医嘱留置胃肠营养管，并铺好麻醉床，备好吸氧装置，综合心电监护仪等。

2. 术后护理

（1）病情观察：术后严密观察患者生命体征的变化，每 30 min 测量 1 次，直至血压平稳，如病情较重仍需每 1～2 h 测量 1 次，或根据医嘱给予心电监护。同时观察患者神志、体温、尿量、伤口渗血、渗液情况。并且注意有无内出血、腹膜刺激征、腹腔脓肿等迹象，发现异常及时通知医师给予处理。

（2）体位：全麻患者去枕平卧头后仰偏向一侧，麻醉清醒、血压平稳后改半卧位，以保持腹部松弛，减少切口缝合处张力，减轻疼痛和不适，以利腹腔引流，也有利于呼吸和循环。

（3）引流管护理：胃十二指肠溃疡术后患者常留有胃管、尿管及腹腔引流管等。护理时应注意：①妥善固定各种引流管，防止松动和脱出，并做好标识，一旦脱出后不可自行插回。②保持引流通畅、持续有效，防止引流管受压、扭曲及折叠等，可经常挤捏引流管以防堵塞。如若堵塞，可在医生指导下用生理盐水冲洗引流管。③密切观察并记录引流液的性质、颜色和量，发现异常及时通知医生，协助处理。

留置胃管可减轻胃肠道张力，促进吻合口愈合。护理时还应注意：胃大部切除术后 24 h 内可由胃管内引流出少量血液或咖啡样液体，若引流液有较多鲜血，应警惕吻合口出血，需及时与医师联系并处理；术后胃肠减压量减少，腹胀减轻或消失，肠蠕动功能恢复，肛门排气后可拔除胃管。

（4）疼痛护理：对术后切口疼痛的患者，可遵医嘱给予镇痛药物或应用自控止痛泵，应用自控止痛泵的患者应注意预防并处理可能发生的并发症，如尿潴留、恶心、呕吐等。

（5）禁食及静脉补液：禁食期间应静脉补充液体。因胃肠减压期间，引流出大量含有各种电解质的胃肠液，加之患者禁食水，易造成水、电解质及酸碱失调和营养缺乏。因此，术后需及时补充患者所需的各种营养物质，包括糖、脂肪、氨基酸、维生素及电解质等，必要时输血、血浆或白蛋白，以改善患者的营养状况，促进切口的愈合。同时详细记录24 h液体出入量，为合理补液提供依据。

（6）早期肠内营养支持的护理：对术前或术中放置空肠喂养管的患者，术后早期（术后24 h）可经喂养管输注肠内营养制剂，对改善患者的全身营养状况、维持胃肠道屏障结构和功能、促进肠功能恢复等均有益处。护理时应注意：①妥善固定喂养管，避免过度牵拉，防止滑脱、移动、扭曲和受压；保持喂养管的通畅，每次输注前后及输注中间每隔4～6 h用温开水或温生理盐水冲洗管道，防止营养液残留堵塞管腔。②肠内营养支持早期，应遵循从少到多、由慢至快和由稀到浓的原则，使肠道能更好地适应。③营养液的温度以37℃左右为宜，温度偏低会刺激肠道引起肠痉挛，导致腹痛、腹泻；温度过高则可灼伤肠道黏膜，甚至可引起溃疡或出血。同时观察患者有无恶心、呕吐、腹痛、腹胀、腹泻和水电解质紊乱等并发症的发生。

（7）饮食护理：肠功能恢复、肛门排气后可拔除胃管，拔除胃管后当日可给少量饮水或米汤；如无不适，第2天进半量流食，每次50～80 mL；第3天进全量流食，每次100～150 mL；进食后若无不适，第4天可进半流食，以温、软、易于消化的食物为好；术后第10～14天可进软食，忌生、冷、硬和刺激性食物。要少量多餐，开始每天5～6餐，以后逐渐减少进餐次数并增加每餐进食量，逐步过渡到正常饮食。术后早期禁食牛奶及甜品，以免引起腹胀及胃酸。

（8）鼓励患者早期活动：卧床期间，鼓励并协助患者翻身，病情允许时，鼓励并协助患者早期下床活动。如无禁忌，术日可活动四肢，术后第1天床上翻身或坐起做轻微活动，第2～3天视情况协助患者床边活动，第4天可在室内活动。患者活动量应根据个体差异而定，以不感到劳累为宜。

（9）胃大部切除术后并发症的观察及护理

①术后出血：包括胃和腹腔内出血。胃大部切除术后24 h内可由胃管内引流出少量血液或咖啡样液体，一般24 h内不超过300 mL，且逐渐减少、颜色逐渐变浅变清，出血自行停止；若术后短期内从胃管不断引流出新鲜血液，24 h后仍未停止，则为术后出血。发生在术后24 h以内的出血，多属术中止血不确切；术后4～6天发生的出血，常为吻合口黏膜坏死脱落所致；术后10～20天发生的出血，与吻合口缝线处感染或黏膜下脓肿腐蚀血管有关。术后要严密观察患者的生命体征变化，包括血压、脉搏、心率、呼吸、神志和体温的变化；加强对胃肠减压及腹腔引流的护理，观察和记录胃液及腹腔引流液的量、颜色和性质，若短期内从胃管引流出大量新鲜血液，持续不止，应警惕有术后胃出血；若术后持续从腹腔引流管引出大量新鲜血性液体，应怀疑腹腔内出血，须立即通知医生协助处理。遵医嘱采用静脉给予止血药物、输血等措施，或用冰生理盐水洗胃，一般可控制。若非手术疗法不能有效止血或出血量大于每小时500 mL时，需再次手术止血，应积极完善术前准备，并做好相应的术后护理。

②十二指肠残端破裂：一般多发生在术后24～48 h，是毕Ⅱ式胃大部切除术后早期的严重并发症，原因与十二指肠残端处理不当及胃空肠吻合口输入襻梗阻引起的十二指肠腔内压力升高有关。临床表现为突发性上腹部剧痛、发热和出现腹膜刺激征以及白细胞计数增加，腹腔穿刺可有胆汁样液体。一旦确诊，应立即进行手术治疗。

③胃肠吻合口破裂或吻合口瘘：是胃大部切除术后早期并发症，常发生在术后1周左右。原因与术中缝合技术不当、吻合口张力过大、组织供血不足有关，表现为高热、脉速等全身中毒症状，上腹部疼痛及腹膜炎的表现。如发生较晚，多形成局部脓肿或外瘘。临床工作中应注意观察患者生命体征和腹腔引流情况，一般情况下，患者术后体温逐渐趋于正常，腹腔引流液逐日减少和变清。若术后腹腔引流量仍不减、伴有黄绿色胆汁或呈脓性、带臭味，伴腹痛，体温再次升高，应警惕吻合口瘘的可能，须及时通知医师，协助处理。处理包括：a. 出现吻合口破裂伴有弥漫性腹膜炎的患者须立即手术治疗，做好急症手术准备。b. 症状较轻无弥漫性腹膜炎的患者，可先行禁食、胃肠减压、充分引流，合理应用抗生素并给予肠外营养支持，纠正水、电解质紊乱和酸碱平衡失调。c. 保护瘘口周围皮肤，应及时清洁瘘口周围皮肤并保持干燥，局部可涂以氧化锌软膏或使用皮肤保护膜加以保护，以免皮肤破溃继发感染。经上述处理后多数患者吻合口瘘可在4～6周自愈；若经久不愈，须再次手术。

④胃排空障碍：也称胃瘫，常发生在术后4～10天，发病机制尚不完全明了。临床表现为拔除胃

管后，患者出现上腹饱胀、钝痛和呕吐，呕吐物含食物和胆汁，消化道 X 线造影检查可见残胃扩张、无张力、蠕动波少而弱，且通过胃肠吻合口不畅。处理措施包括：a. 禁食、胃肠减压，减少胃肠道积气、积液，降低胃肠道张力，使胃肠道得到充分休息，并记录 24 h 出入量。b. 输液及肠外营养支持，纠正低蛋白血症，维持水、电解质和酸碱平衡。c. 应用胃动力促进剂如甲氧氯普安、多潘立酮，促进胃肠功能恢复，也可用 3% 温盐水洗胃。一般经上述治疗均可痊愈。

⑤术后梗阻：根据梗阻部位可分为输入襻梗阻、输出襻梗阻和吻合口梗阻。

输入襻梗阻：可分为急、慢性两类。a. 急性完全性输入襻梗阻，多发生于毕Ⅱ式结肠前输入段对胃小弯的吻合术式。临床表现为上腹部剧烈疼痛，频繁呕吐，呕吐量少、多不含胆汁，呕吐后症状不缓解，且上腹部有压痛性肿块。系输出襻系膜悬吊过紧压迫输入襻，或是输入襻过长穿入输出襻与横结肠的间隙孔形成内疝所致，属闭袢性肠梗阻，易发生肠绞窄，应紧急手术治疗。b. 慢性不完全性输入襻梗阻患者，表现为进食后出现右上腹胀痛或绞痛，呈喷射状呕吐大量不含食物的胆汁，呕吐后症状缓解。多由于输入襻过长扭曲或输入襻过短在吻合口处形成锐角，使输入襻内胆汁、胰液和十二指肠液排空不畅而滞留。由于消化液潴留在输入襻内，进食后消化液分泌明显增加，输入襻内压力增高，刺激肠管发生强烈的收缩，引起喷射样呕吐，也称输入襻综合征。

输出襻梗阻：多因粘连、大网膜水肿或坏死、炎性肿块压迫所致。临床表现为上腹饱胀，呕吐食物和胆汁。如果非手术治疗无效，应手术解除梗阻。

吻合口梗阻：因吻合口过小或是吻合时胃肠壁组织内翻过多而引起，也可因术后吻合口炎性水肿出现暂时性梗阻。患者表现为进食后出现上腹部饱胀感和溢出性呕吐等，呕吐物含或不含胆汁。应即刻禁食，给予胃肠减压和静脉补液等保守治疗。若保守治疗无效，可手术解除梗阻。

⑥倾倒综合征：由于胃大部切除术后，胃失去幽门窦、幽门括约肌、十二指肠壶腹部等结构对胃排空的控制，导致胃排空过速所产生的一系列综合征。可分为早期倾倒综合征和晚期倾倒综合征。

早期倾倒综合征：多发生在进食后半小时内，患者以循环系统症状和胃肠道症状为主要表现。患者可出现心悸、乏力、出汗、面色苍白等一过性血容量不足表现，并有恶心、呕吐、腹部绞痛、腹泻等消化道症状。处理：主要采用饮食调整，嘱患者少食多餐，饭后平卧 20 ~ 30 min，避免过甜食物、减少液体摄入量并降低食物渗透浓度，多数可在术后半年或一年内逐渐自愈。极少数症状严重而持久的患者需手术治疗。

晚期倾倒综合征：主要因进食后，胃排空过快，高渗性食物迅速进入小肠被过快吸收而使血糖急剧升高，刺激胰岛素大量释放，而当血糖下降后，胰岛素并未相应减少，继而发生低血糖，故又称低血糖综合征。表现为餐后 2 ~ 4 h，患者出现心慌、无力、眩晕、出汗、手颤、嗜睡以至虚脱。消化道症状不明显，可有饥饿感，出现症状时稍进饮食即可缓解。饮食中减少糖类含量，增加蛋白质比例，少量多餐可防止其发生。

七、健康指导

（1）向患者及家属讲解有关胃十二指肠溃疡的知识，使之能更好地配合治疗和护理。

（2）指导患者学会自我情绪调整，保持乐观进取的精神风貌，注意劳逸结合，减少溃疡病的客观因素。

（3）指导患者饮食应定时定量，少食多餐，营养丰富，以后可逐步过渡至正常人饮食。少食腌、熏食品，避免进食过冷、过烫、过辣及油煎炸食物，切勿酗酒、吸烟。

（4）告知患者及家属有关手术后期可能出现的并发症的表现和预防措施。

（5）定期随访，如有不适及时就诊。

第二节　胃、十二指肠溃疡急性穿孔的护理

胃十二指肠溃疡急性穿孔（acute perforation of gastroduodenal ulcer）是胃十二指肠溃疡的严重并发症，为常见的外科急腹症。起病急，变化快，病情严重，需要紧急处理，若诊治不当可危及生命。其发生率呈逐年上升趋势，发病年龄逐渐趋于老龄化。十二指肠溃疡穿孔男性患者较多，胃溃疡穿孔则多见于老年妇女。

一、病因及发病机制

溃疡穿孔是活动期胃十二指肠溃疡向深部侵蚀、穿破浆膜的结果。胃溃疡穿孔 60% 发生在近幽门的胃小弯，而 90% 的十二指肠溃疡穿孔发生在壶腹部前壁偏小弯侧。急性穿孔后，具有强烈刺激性的胃酸、胆汁、胰液等消化液和食物进入腹腔，引起化学性腹膜炎和腹腔内大量液体渗出，6～8 h 后细菌开始繁殖并逐渐转变为化脓性腹膜炎。病原菌以大肠埃希菌、链球菌多见。因剧烈的腹痛、强烈的化学刺激、细胞外液的丢失及细菌毒素吸收等因素，患者可出现休克。

二、临床表现

1. 症状

穿孔多突然发生于夜间空腹或饱食后，主要表现为突发性上腹部刀割样剧痛，很快波及全腹，但仍以上腹为重。患者疼痛难忍，常伴恶心、呕吐、面色苍白、出冷汗、脉搏细速、血压下降、四肢厥冷等表现。其后由于大量腹腔渗出液的稀释，腹痛略有减轻，继发细菌感染后，腹痛可再次加重；当胃内容物沿右结肠旁沟向下流注时，可出现右下腹痛。溃疡穿孔后病情的严重程度与患者的年龄、全身情况、穿孔部位、穿孔大小和时间以及是否空腹穿孔密切相关。

2. 体征

体检时患者呈急性病容，表情痛苦，倦屈位、不愿移动；腹式呼吸减弱或消失；全腹有明显的压痛、反跳痛，腹肌紧张呈"木板样"强直，以右上腹部最为明显，肝浊音界缩小或消失、可有移动性浊音，肠鸣音减弱或消失。

三、实验室及其他检查

1. X 线检查

大约 80% 的患者行站立位腹部 X 线检查时，可见膈下新月形游离气体影。

2. 实验室检查

提示血白细胞计数及中性粒细胞比例增高。

3. 诊断性腹腔穿刺

临床表现不典型的患者可行诊断性腹腔穿刺，穿刺抽出液可含胆汁或食物残渣。

四、治疗要点

根据病情选用非手术或手术治疗。

1. 非手术治疗

（1）适应证：一般情况良好，症状及体征较轻的空腹状态下穿孔者；穿孔超过 24 h，腹膜炎症已局限者；胃十二指肠造影证实穿孔已封闭者；无出血、幽门梗阻及恶变等并发症者。

（2）治疗措施：①禁食、持续胃肠减压，减少胃肠内容物继续外漏，以利于穿孔的闭合和腹膜炎症消退。②输液和营养支持治疗，以维持机体水、电解质平衡及营养需求。③全身应用抗生素，以控制感染。④应用抑酸药物，如给予 H_2 受体阻断剂或质子泵拮抗剂等制酸药物。

2. 手术治疗

（1）适应证：①经上述非手术治疗措施 6～8 h，症状无减轻，而且逐渐加重者要改手术治疗。

②饱食后穿孔，顽固性溃疡穿孔和伴有幽门梗阻、大出血、恶变等并发症者，应及早进行手术治疗。

（2）手术方式

①穿孔单纯缝合修补术：即缝合穿孔处并加大网膜覆盖。此方法操作简单，手术时间短，安全性高。适用于穿孔时间超过 8 h，腹腔内感染及炎症水肿严重者；以往无溃疡病史或有溃疡病史但未经内科正规治疗，无出血、梗阻并发症者；有其他系统器质性疾病不能耐受急诊彻底性溃疡切除手术者。

②彻底的溃疡切除手术（连同溃疡一起切除的胃大部切除术）：手术方式包括胃大部切除术，对十二指肠溃疡穿孔行迷走神经切断加胃窦切除术，或缝合穿孔后行迷走神经切断加胃空肠吻合术，或行高选择性迷走神经切断术。

五、常见护理诊断／问题

1. 疼痛

与胃十二指肠溃疡穿孔后消化液对腹膜的强烈刺激及手术后切口有关。

2. 体液不足

与溃疡穿孔后消化液的大量丢失有关。

六、护理措施

1. 术前护理／非手术治疗的护理

（1）禁食、胃肠减压：溃疡穿孔患者要禁食禁水，有效地胃肠减压，以减少胃肠内容物继续流入腹腔。做好引流期间的护理，保持引流通畅和有效负压，注意观察和记录胃液的颜色、性质和量。

（2）体位：伴有休克者取休克体位（头和躯干抬高20°～30°、下肢抬高15°～20°），以增加回心血量；无休克者或休克改善后取半卧位，以利于漏出的消化液积聚于盆腔最低位和便于引流，减少毒素的吸收，同时也可降低腹壁张力和减轻疼痛。

（3）静脉输液，维持体液平衡。

①观察和记录24 h出入量，为合理补液提供依据。

②给予静脉输液，根据出入量和医嘱，合理安排输液的种类和速度，以维持水、电解质及酸碱平衡；同时给予营养支持和相应护理。

（4）预防和控制感染：遵医嘱合理应用抗菌药。

（5）做好病情观察：密切观察患者生命体征、腹痛、腹膜刺激征及肠鸣音变化等。若经非手术治疗6～8 h病情不见好转，症状、体征反而加重者，应积极做好急诊手术准备。

2. 术后护理

加强术后护理，促进患者早日康复（参见胃十二指肠溃疡中的胃大部切除术后护理）。

第三节　胃、十二指肠溃疡大出血的护理

胃十二指肠溃疡出血是上消化道大出血中最常见的原因，占50%以上。其中5%～10%需要手术治疗。

一、病因与病理

因溃疡基底的血管壁被侵蚀而导致破裂出血，患者过去多有典型溃疡病史，近期可有服用非甾体类抗炎药物、疲劳、饮食不规律等诱因。胃溃疡大出血多发生在胃小弯，出血源自胃左、右动脉及其分支或肝胃韧带内较大的血管。十二指肠溃疡大出血通常位于壶腹部后壁，出血多来自胃十二指肠动脉或胰十二指肠上动脉及其分支；溃疡基底部的血管侧壁破裂出血不易自行停止，可引发致命的动脉性出血。大出血后，因血容量减少、血压下降、血流变慢，可在血管破裂处形成血凝块而暂时止血。由于胃酸、胃肠蠕动和胃十二指肠内容物与溃疡病灶的接触，部分病例可发生再次出血。

二、临床表现

1. 症状

患者的主要表现是呕血和黑粪，多数患者只有黑粪而无呕血，迅猛的出血则表现为大量呕血和排紫黑色血便。呕血前患者常有恶心，便血前多突然有便意，呕血或便血前后患者常有心悸、目眩、无力甚至昏厥。如出血速度缓慢则血压、脉搏改变不明显。如果短期内失血量超过 400 mL 时，患者可出现面色苍白、口渴、脉搏快速有力，血压正常或略偏高的循环系统代偿表现；当失血量超过 800 mL 时，可出现休克症状：患者烦躁不安、出冷汗、脉搏细速、血压下降、呼吸急促、四肢厥冷等。

2. 体征

腹稍胀，上腹部可有轻度压痛，肠鸣音亢进。

三、实验室及其他检查

1. 内镜检查

胃十二指肠纤维镜检查可明确出血原因和部位，出血 24 h 内阳性率可达 70% ~ 80%，超过 24 h 则阳性率下降。

2. 血管造影

选择性腹腔动脉或肠系膜上动脉造影可明确病因与出血部位，并可采取栓塞治疗或动脉注射垂体升压素等介入性止血措施。

3. 实验室检查

大量出血早期，由于血液浓缩，血常规变化不大；以后红细胞计数、血红蛋白、血细胞比容均呈进行性下降。

四、治疗要点

胃十二指肠溃疡出血的治疗原则：补充血容量防止失血性休克，尽快明确出血部位并采取有效止血措施。

1. 非手术治疗

（1）补充血容量：迅速建立静脉通路，快速静脉输液、输血。失血量达全身总血量的20%时，应输注右旋糖酐、羟乙基淀粉或其他血浆代用品，出血量较大时可输注浓缩红细胞，必要时可输全血，保持血细胞比容不低于30%。

（2）禁食、留置胃管：用生理盐水冲洗胃腔，清除血凝块，直至胃液变清。还可经胃管注入200 mL含8 mg去甲肾上腺素的生理盐水溶液，每4 ~ 6 h 1次。

（3）应用止血、制酸等药物：经静脉或肌内注射立止血等止血药物；静脉给予 H_2 受体拮抗剂（西咪替丁等）、质子泵抑制剂（奥美拉唑）或生长抑素等。

（4）胃镜下止血：急诊胃镜检查明确出血部位后同时实施电凝、激光灼凝、注射或喷洒药物、钛夹夹闭血管等局部止血措施。

2. 手术治疗

（1）适应证：①严重大出血，短期内出现休克，或短时间内（6 ~ 8 h）需输入大量血液（> 800 mL）方能维持血压和血细胞比容者。②正在进行药物治疗的胃十二指肠溃疡患者发生大出血，说明溃疡侵蚀性大，非手术治疗难于止血，或暂时血止后又复发。③60岁以上伴血管硬化症者自行止血机会较小，应及早手术。④近期发生过类似的大出血或合并溃疡穿孔或幽门梗阻。⑤胃镜检查发现动脉搏动性出血或溃疡底部血管显露、再出血危险性大者。

（2）手术方式：①胃大部切除术，适用于大多数溃疡出血的患者。②贯穿缝扎术，在病情危急，不能耐受胃大部切除手术时，可采用单纯贯穿缝扎止血法。③在贯穿缝扎处理溃疡出血后，可行迷走神经干切断加胃窦切除或幽门成形术。

五、常见护理诊断／问题

1. 焦虑、恐惧

与突发胃十二指肠溃疡大出血及担心预后有关。

2. 体液不足

与胃十二指肠溃疡出血致血容量不足有关。

六、护理措施

1. 非手术治疗的护理（包括术前护理）

（1）缓解焦虑和恐惧：关心和安慰患者，给予心理支持，减轻患者的焦虑和恐惧。及时为患者清理呕吐物。情绪紧张者，可遵医嘱适当给予镇静剂。

（2）体位：取平卧位，卧床休息。有呕血者，头偏向一侧。

（3）补充血容量：迅速建立多条畅通的静脉通路，快速输液、输血，必要时可行深静脉穿刺输液。开始输液时速度宜快，待休克纠正后减慢滴速。

（4）采用止血措施：遵医嘱应用止血药物或冰盐水洗胃，以控制出血。

（5）做好病情观察：严密观察患者生命体征的变化，判断、观察和记录呕血、便血情况，观察患者有无口渴、肢端湿冷、尿量减少等循环血量不足的表现。必要时测量中心静脉压并做好记录。观察有无鲜红色血性胃液从胃管流出，以判断有无活动性出血和止血效果。若出血仍在继续，短时间内（6～8 h）需大量输血（>800 mL）才能维持血压和血细胞比容，或停止输液、输血后，病情又恶化者，应及时报告医师，并配合做好急症手术的准备。

（6）饮食：出血时暂禁食，出血停止后，可进流质或无渣半流质饮食。

2. 术后护理

加强术后护理，促进患者早日康复。

微信扫码
◆ 临床科研
◆ 医学前沿
◆ 临床资讯
◆ 临床笔记

第十章

肛肠外科疾病的护理

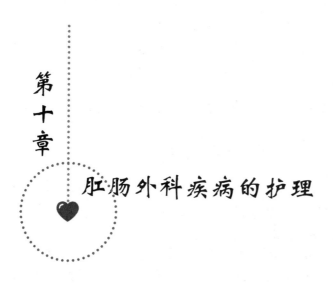

第一节　肠造口治疗护理

造口是指由消化系统或泌尿系统疾病引起的，需要通过外科手术治疗，对肠管进行分离，将肠管的一端引出到体表（肛门或尿道移至腹壁）形成一个开口，也就是通常说的人工尿道或人工肛门（图10-1）。

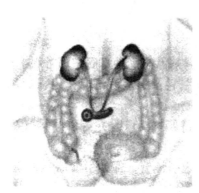
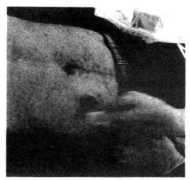

图10-1　尿路造口

一、概述

英国每年结肠造口约有10万人，回肠造口约有1万人，我国每年新增的肠造口患者约有10万人。肠造口术是临床常用的手术，是挽救、延续患者生命的重要手段，但造口改变了患者原有的排便方式，严重影响其生活质量，因此针对肠造口的护理显得尤为重要。

1917年，英国 Lockhart Mummery 医师总结了他做的50例结肠造口术案例，并提出了最早的"造口护理"的概念。从此，造口护理的概念被医护人员重视。1961年 Turnbull 首先提出了造口治疗是一门新兴的学科——造口治疗学，并且培养出世界上第一位专业造口治疗师 Norma Gill。1962年，Tumbull 主持召开了美国肠造口治疗师成立大会。1969年在 Celveland 成立了造口治疗师协会，即现在的国际造口治疗师协会 WCET，致力于推动造口全球化发展。

（一）造口分类

根据肠造口术的目的可以分为结肠造口和尿路造口；根据用途可以分为永久性肠造口和暂时性肠造口；根据造口的形式可以分为单腔造口和双腔（袢式）造口；根据造口控制性分为节制性肠造口和非节

制性肠造口。

（二）肠造口定位

主要目的便于自我护理，预防并发症的发生，尊重患者的生活习惯，避免不必要的因素影响患者的生活质量。

造口定位时间通常选在手术前 24 ~ 48 h，但不能超过 72 h。因为如果过早定位，由于淋浴、穿衣等会影响标志的清晰度；如果术晨定位，时间会太匆忙。

1975 年，Tumbull 提出了造口定位的 5 个原则：①造口位置通常应位于脐下。②造口位置应位于腹直肌内。③造口位置应位于皮下脂肪最高处。④造口位置应远离瘢痕、皱褶、皮肤凹陷、骨性突出等部位。⑤造口位置能被患者看见、触及（图 10-2）。

总之，理想的造口位置应位于脐下方脂肪最高处的腹直肌内；患者自己能看见并且能触及，操作起来比较方便；但要远离瘢痕、褶皱、皮肤凹陷、骨隆突处；患者坐、立、躺、弯腰、行走、左右倾斜均感到舒适；周围皮肤无皱褶。

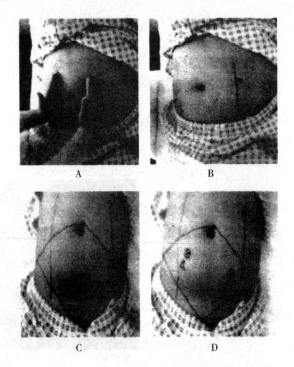

图 10-2　造口定位

A. 找腹直肌；B. 标腹直肌；C. 标菱形区；D. 综合分析避开瘢痕处，方便患者操作

二、造口相关的疾病及造口种类

（一）常见疾病

1. 结直肠恶性肿瘤

低位直肠癌、结直肠吻合口瘘、直肠癌姑息性切除。

2. 炎症性肠病

顽固性溃疡性结肠炎、中毒性结肠炎、中毒性巨结肠、持续结肠大出血、不典型增生和癌变、因缩窄致急性结肠梗阻。

3. 肠梗阻

梗阻病变复杂，解除病因困难，或患者全身情况差，不允许行复杂手术，多用于急性结肠梗阻。

4. 大肠穿孔

左半结肠穿孔、穿孔大、腹腔污染严重。

5. 家族性腺瘤性息肉病

全结肠切除预防性造口。

6. 先天性疾病

高位直肠肛门闭锁、巨结肠中病变部位肠段太长。

7. 新生儿坏死性小肠结肠炎

病变范围大、患儿全身情况差。

8. 膀胱癌

肿瘤较大、非全膀胱切除不能达到根治目的、反复复发的高度恶性肿瘤、肿瘤侵犯两侧输尿管开口、肿瘤发生于膀胱颈和后尿道。

（二）造口种类

1. 结肠造口

包括乙状结肠造口和横结肠造口。

（1）乙状结肠造口：是最常见的造口手术，以乙状结肠单腔造口为多见，是永久性造口。单腔造口是把肠道切断，近端拉出腹腔，在腹壁上缝合形成一个末端功能性单腔造口。造口位于左下腹，脐与左侧髂前上棘连线的内 1/3 处，左侧腹直肌下端。理想的乙状结肠造口为圆形，造口直径为 2 ～ 3 cm，开口位于圆心，黏膜高出皮肤 0.5 ～ 1 cm，造口有活动余地，黏膜颜色为红色，似口唇，黏膜湿润有光泽，与周围皮肤紧密愈合。乙状结肠造口排泄物为软便或成形大便，便于护理，有异味。皮肤并发症少，晚期并发症多见。部分患者术后有便意感，可灌洗。

（2）横结肠造口：横结肠袢式（双腔）造口是暂时性造口。袢式造口是腹部做一切口，整段肠袢被拉出腹腔，用支撑棒做支撑预防肠管回缩，并沿肠管行横切，使近端形成一个具有排泄功能的开口，远段则没有排泄功能，造口外观仍为一个肠造口。造口位置选在右上腹以脐部和肋缘分别做一水平线，两线之间腹直肌处。理想的横结肠袢式造口为椭圆形，造口双腔开口在同一水平面，均高出皮肤，尤其造口近端开口需高出皮肤 1 ～ 2 cm，造口有活动余地，黏膜颜色为红色，似口唇，黏膜湿润有光泽，与周围皮肤紧密愈合。横结肠袢式造口排泄物为稀便或软便，一般无异味。排泄物量偏多。对皮肤有刺激性，容易发生造口周围皮炎。因横结肠肠管粗，双腔造口黏膜体积大，造口直径大。造口位于上腹部，容易影响衣服的穿戴，隐蔽性差，体位改变时周围皮肤容易出现皱褶，造口袋粘贴有困难，造口袋使用时间短，渗漏现象明显。有些患者造口偏大，需用特殊底板造口袋，如大口径的底板。

2. 回肠造口

回肠造口以回肠袢式（双腔）造口为多见，回肠袢式造口是暂时性造口。造口位于右下腹，脐与右侧髂前上棘连线的内 1/3 处，右侧腹直肌下端。理想的回肠袢式造口为椭圆形，造口双腔开口在同一水平面，均高出皮肤，尤其造口近端开口需高出皮肤 1 ～ 2 cm，造口有活动余地，黏膜颜色为红色，似口唇，黏膜湿润有光泽，与周围皮肤紧密愈合。回肠袢式造口排泄物为水便或稀便，无异味。排泄物量多，排泄物中含有大量消化酶，对周围皮肤有腐蚀作用，容易发生皮炎。回肠肠管细，造口小，同样是袢式造口，回肠袢式造口比横结肠袢式造口护理方便。

三、造口术前护理

（一）造口术前评估

1. 生活自理能力

患者术前的生活自理能力好坏，直接决定患者术后的自我护理能力。生活自理能力强的患者，术后能很快学会自我护理，他们希望自己能尽快掌握造口护理方法，减少对他人的麻烦。生活自理能力差的患者，依赖性比较强，往往需要有人帮助护理造口，因此对此类患者应帮助确定护理人选，以便对其进行指导。

2. 视力

患者的视力好坏影响造口袋的更换和观察。对视力差者，术后可选择透明的造口袋，以便观察排泄物的情况和造口袋的粘贴，底板可选择固定规格裁剪好的或事先有家人准备若干个裁剪好的底板，底板的内圈可稍偏大。

3. 手的功能

患者手指功能是否健全、手的灵活性，将直接影响自我护理。造口护理需要手的配合，术前了解患者是否有影响手的功能的疾病，如卒中后肢体偏瘫、强制性关节炎、帕金森病、外伤后遗症等。对手灵活性差的患者，可选择使用相对简单的一件式造口袋，开口式造口袋的夹子比较灵活，方便操作。

4. 体型

患者的特殊体型对自我护理有一定的影响，尤其是肥胖者，膨隆的腹部易挡住患者的视线，对这类患者术前定位时要注意，造口位置应偏上，定在腹部最膨隆的地方，患者能自己看见自己的造口，便于自我护理。

5. 皮肤情况

目前使用的造口袋以粘贴式为主，要使造口袋粘贴牢靠，使用时间长，造口周围的皮肤是否平整（如皮肤褶皱、瘢痕等），是否完整（如破损等），有无全身性皮肤病（如银屑病、过敏性皮炎）。选择平整的皮肤，有全身性皮肤病时可转诊给皮肤科医生，协助治疗。过敏性体质患者应术前做皮肤贴布试验（通过在皮肤上贴常规使用的造口袋底板来确认过敏、临时刺激、剥离反应的皮肤检查方法）。可在患者腹部贴 1 块 2 cm×2 cm 大小的造口底板，48 h 后剥离，并在刚刚剥离后、1 h 后、24 h 后的 3 个时段进行判断。皮肤贴布试验的结果判定：刚刚剥离后、1 h 后、24 h 后均无皮肤变化者为阴性；刚刚剥离后发红，1 h 后消失则为剥离反应阳性；刚刚剥离后、1 h 后发红，24 h 后消失则为一时性刺激；刚刚剥离后、1 h 后、24 h 后不消失或严重则为变态反应。实施皮肤贴布试验时的注意事项是禁止洗澡，禁止剧烈体力活动，以免过度出汗。剥离反应阳性和一时性刺激可谨慎使用原产品底板，变态反应时应更换造口袋的品牌，继续行皮肤贴布试验。

6. 教育水平或程度

患者接受的教育不同，术后对康复的要求有差异，在康复指导中的接受能力也不同。对教育程度高者，要想到各个细小的环节，预计今后可能出现的问题，可用文字性的材料来补充指导内容。对教育程度低，尤其老年患者要用最简便的方法来指导造口护理，使患者便于掌握。

7. 文化背景

患者的文化背景不同会有不同的生活习惯，尤其是少数民族患者，要充分尊重个人信仰和风俗习惯，如印度人喜欢将造口定在左边，伊斯兰教徒认为腰围以上是清洁的，腰围以下是脏的，造口应定在腰围以下。

8. 职业特点

对于年轻患者要考虑到患者术后的康复和回归社会，尊重其社会角色，根据其职业特点选择合适的造口位置。

9. 家庭

如果患者术前生活不能自理、视力障碍、手功能障碍、过度肥胖，术前应确定一名家庭成员作为其造口护理的支持者，负责其术后的造口护理。让患者自己决定由谁做其护理者，对确定者进行指导。只要有可能，一个近亲如配偶、父母或子女在术前和术后的护理阶段能够陪伴在患者左右都是十分重要的。他们对患者而言是一个重要的资源，对患者造口术后能否适应并重拾生活的信心将起决定性作用。

（二）心理护理

造口术后失去了对排便的控制，这种失控严重影响到患者的自尊心，尽管这种影响的程度还取决于文化背景的教养。当一个人获得了对大小便的控制能力和自主能力后就进入了充分自信时期。失去了大小便的自主能力后就会觉得羞耻和不自信。所以一旦患者知道其将接受造口手术时，会产生不同程度的心理创伤。术前应安排造口治疗师与患者进行必要和充分的沟通，使其在良好的状态下接受手术。

（三）造口术前定位

1. 术前定位的目的

（1）便于自我护理：只要患者生活能自理，造口护理最终要由患者自己承担，永久性造口患者更是如此。造口位置要方便患者自我护理，如果患者无法直接看到自己的造口，自我护理将无法实现。

（2）便于造口用品使用：由于肠造口处没有括约肌，患者术后无法控制粪便的排放，临床上用造口袋来收集粪便，达到人为管理排泄物目的。尤其回肠造口者需长期使用造口用品，选择一个合适的位置能便于造口用品的使用，延长造口袋的使用时间，减少费用，减轻患者经济负担。

（3）预防并发症的发生：永久性造口随着造口术后时间的延长，造口并发症发生率会上升，其中造口旁疝、造口脱垂等与造口位置有关的并发症更为明显，选择合适的造口位置可预防并发症的发生。

（4）尊重患者生活习惯：造口不应该改变患者的生活习惯，造口者最终要像正常人一样生活，回归社会，术前定位应尊重患者利益，在不影响治疗的前提下，以患者需要而定位。

2. 定位的依据

肠造口的位置依据疾病、手术方式、患者个体差异而决定。疾病不同、手术方式不同、造口位置不同；疾病相同、手术方式不同、造口位置不同。造口治疗师应对患者情况有充分的了解，明确治疗方案，有的放矢地定位。患者个体差异如性别、身高、体型、手术次数、文化背景、职业等，决定选择造口位置有差异。造口位置应因人而异，合适为准。

3. 标准造口位置的选取原则

（1）患者看清楚造口：患者取不同体位时都能看清楚造口，尤其是半卧位、坐位、站立位。造口作为患者身体的一个部分，需每天呵护它，假如肥胖的患者造口位置太低，腹部脂肪挡住视线，患者就无法看到造口。即便患者术后体力恢复，生活基本自理，患者仍无法自我护理造口。造口护理问题将困扰患者，造口护理的任务靠家人来完成，对永久性造口患者而言，给家庭增加了负担。假如患者借助镜子看清自己造口后再护理，自我护理的难度大。总之，患者看清楚造口是参与自我护理的关键。

（2）造口周围皮肤平整：造口位于平整皮肤中，皮肤健康，无凹陷、瘢痕、皱褶、骨性突起。造口处排泄物收集方式是粘贴造口袋，造口袋通过有黏性的底板，能较长时间地固定于身体的同一位置。皮肤不健康，有脱屑、感染等，底板黏性受影响。皮肤不平整，底板不能紧贴皮肤，粪水易渗漏。避开不健康和不平整的皮肤是延长造口袋使用时间的关键。

（3）造口位于腹直肌处：造口开口于何处更为合适、科学，应该着眼于手术后并发症的预防。造口是人为在腹壁上开一个口，它形成了一个腹壁薄弱处，随着术后时间的延长，再加上因有腹内压增高的情况，如慢性咳嗽（慢性支气管炎）、排尿困难（如包茎、前列腺肥大、膀胱结石等）、重体力劳动、经常抬举重物、腹水等，年龄增长腹部肌肉薄弱，腹腔内活动度大的内脏如小肠、大网膜通过造口的薄弱处突向体外，形成造口旁疝。造口旁疝是造口常见并发症之一，随着患者生存期的延长，造口旁疝的发生率有上升趋势，造口开口于腹直肌处可预防造口旁疝的发生。

腹直肌位于腹前壁正中线的两旁，居腹直肌鞘中，为上宽下窄的带形腹肌，起自耻骨联合和耻骨嵴，肌束向上止于胸骨剑突和第 5 ～ 7 肋软骨的前面。腹直肌与深层的腹外斜肌、腹内斜肌、腹横肌共同组成腹前外侧肌群，它的作用是保护腹腔脏器及维持腹内压，保护腹腔脏器位置的固定。造口位于腹直肌处使造口平时处于微微关闭状态，可预防造口脱垂、外界异物进入造口。

（4）不影响患者生活习惯：生活中每个人穿戴衣服习惯不一样，男性的裤腰带往往扎在平脐或脐以下，女性的裤腰带扎在脐上。肥胖者喜欢宽松的衣服，瘦者喜欢穿紧身衣服。体力劳动者经常弯腰，造口位置宜低一点；久坐者造口位置宜高一点；上肢功能不全或丧失者的造口位置应适合患者的需要；脊柱侧凸者的造口位置应在凸侧；坐轮椅者的造口位置宜高一点，以便患者能看到造口，二胡演奏员造口宜放在右下腹。造口不影响系腰带，以裤腰带下方为最适宜。定位时应尊重患者的要求，以不改变患者的生活习惯为度。

4. 术前定位的意义

（1）不同体位皮肤皱褶的差异：人在平卧位时腹部皮肤皱褶最少，有些其他体位会出现的皱褶，在平卧时不一定出现。术前定位时造口治疗师可让患者改变体位，仔细观察腹部皮肤情况，避免造口在皮肤皱褶处。坐位、弯腰时腹部皮肤皱褶最多，平卧位时认为最理想的造口位置皮肤区域，不等于其他体位时该皮肤区域平整。

（2）开腹后解剖结构改变：传统的造口位置是在术中确定的，当腹腔打开后，腹部的解剖结构发生改变，术中造口理想位置与关闭腹腔后造口位置差异比较大，术中皮肤暴露有限，造口与切口、切口与底板的关系都难以确定。

（3）可避免术中与造口者交流障碍：若手术用全身麻醉，麻醉后患者意识完全丧失，操作者无法听取患者对造口位置的要求。一切都盲目进行，一旦手术结束，造口位置不易更改，不良的造口位置将长期影响患者生活。

5. 定位方法

（1）预计造口位置：术前洗澡后，患者取平卧位，暴露腹部皮肤。回肠造口或横结肠造口时操作者站在患者右侧，乙状结肠造口时操作者站在患者左侧。腹部造口位置区域为脐向左、右髂前上棘划连线，再由左、右髂前上棘向耻骨划连线联合形成的菱形区为最佳造口位置区。以乙状结肠造口为例，操作者用右手示指和拇指，示指放于脐与左髂前上棘连线上，左手示指放于左髂前上棘，拇指也放于脐与左髂前上棘上，将脐与左髂前上棘连线三等份，取脐与髂前上棘连线中上 1/3 交界处为预计造口位置。

预计造口位置可适合任何患者，但是预计造口位置不等同于实际造口位置。预计造口位置因人而异，经过调整后才是实际造口位置。

（2）实际造口位置：确定预计造口位置后，操作者右手放于患者背后，协助患者抬头看自己脚尖。操作者左手放于预计造口位置处，能摸到一条纵形收缩肌肉，该肌肉即为腹直肌。确定预计造口位置在腹直肌上后，用一个直径为 2.0 cm 的圆形红色粘贴纸，贴于预计造口处，这个红色粘贴纸假设为造口。再让患者取半卧位、坐位、站立位、下蹲位等不同体位观察自己的造口，以能看清楚造口为原则。操作者此时要观察造口与不同体位的关系，调整粘贴纸的位置。为了明确造口与周围皮肤、解剖标志之间关系，用 10 cm×10 cm 造口底板模型观察底板与脐、切口、皮肤皱褶、髂前上棘、腰带的关系。在观察过程中上下左右调整粘贴纸的位置。确定造口位置后再让患者平卧抬头看脚尖，进一步明确调整后造口与腹直肌的关系。如造口仍在腹直肌处，粘贴纸的位置即为实际造口位置。如造口不在腹直肌上，造口位置还需调整。

（3）造口标记：造口位置确定后，用耐擦、耐水的油性记号笔描出粘贴纸的形状，撕去粘贴纸，记号笔涂抹粘贴纸圆形，再用皮肤保护膜喷洒在圆形标记处，以确保圆形标记术前保留完好，术中使用时圆形完整、清晰。单纯用记号笔标记造口位置，如果患者还需术前洗澡，或者术中皮肤消毒后，造口位置标记有可能颜色变浅，甚至标记不清楚。使用皮肤保护膜后，局部防水达 72 h，常规洗澡、清洗时记号笔标记都不会受影响，标记后 24 h 内使用图形清晰。此方法简单、实用、无痛苦。定位后需记录在病历和护理病历内。

6. 造口定位的注意点

（1）造口定位应在肠道准备之前，因为排空粪便后会使患者腹部的外形发生变化。

（2）造口定位一般由造口治疗师或有经验的护士执行，定位前应主动向医生了解患者病情，了解患者和家人对疾病治疗和转归掌握程度。确定造口位置是患者、造口治疗师、医生之间紧密合作的过程，有任何违背常规原则的位置标记都要记录在患者的病历中，这样做可以使参与者都知道偏差的原因。如果因为外科手术的原因不能满足患者造口位置的需求时，应该向患者解释清楚。

（3）造口应避开陈旧的瘢痕、皮肤皱褶、脐、腰部、髂骨、耻骨、手术切口、肋骨、腹直肌外、慢性皮肤病、现有疝的部位。

（4）坐轮椅、安装义肢的患者，需按日常生活需要坐在轮椅或穿戴义肢后再定位。

（5）在急诊手术或剖腹探查手术时，造口的位置要方便手术者操作，可同时定 2 个或 2 个以上的位置，手术者视术中情况选择，避免术中盲目定位，也避免术前所定的位置给手术者术中操作带来难度。

（6）患者需同时做肠造口和尿路造口时，两个造口位置不应在同一平面上。在右侧腹直肌处尿路造口应该略高；在左侧腹直肌处肠造口稍低一点，两个造口之间留有底板粘贴的空间。回肠和结肠双造口时，回肠造口应偏上。

（7）肥胖患者脂肪组织容易形成皱褶，不易发现造口，因此肥胖患者的腹部造口定于腹部隆起之上，但不能放在最隆起处，以方便患者能够看见造口。

（8）造口位置确定后，患者可试戴造口袋。造口治疗师将患者选择的造口袋按常规更换造口袋方法示范给患者和家人看，造口袋贴于实际造口位置。造口袋内装有 100 mL 的清水，以增加患者对造口真实感。24 h 后造口治疗师了解患者对造口的感受，并适当调整造口位置。

四、造口术后护理

造口术后评估：造口患者术后，除了常规护理外还需要评估造口的功能及周围皮肤情况，评估造口一般在术后 24 h 内进行。

1. 造口的颜色

造口颜色即为正常肠黏膜的颜色，呈红色或粉红色，表面光滑且湿润，黏膜富有弹性，当造口黏膜苍白、暗红色、黑色，应进一步观察。如果患者术前肠镜检查提示有结肠黑变病，行结肠造口后造口黏膜为黑色。术后 14 天内黏膜水肿是正常现象，造口变得肿胀、发亮、呈半透明，水肿一般自然消退。

2. 造口形状及大小

回肠单腔造口圆形、大小为 1.5 ~ 2.0 cm；回肠袢式造口椭圆形、短轴为 1.5 ~ 2.0 cm、长轴为 2.0 ~ 3.0 cm；乙状结肠单腔造口圆形、大小为 2.0 ~ 3.0 cm；横结肠袢式造口椭圆形、短轴为 2.0 ~ 3.0 cm、长轴为 3.0 ~ 4.0 cm。造口底板的裁剪应根据造口大小和形状来决定，造口的大小用底板测量板测量造口的基底部，圆形测直径、椭圆形测长轴和短轴、不规则图形时用图形表示。造口大小在术后 4 ~ 8 周内会有所变化。袢式造口支撑棒去除后应重新评估。

3. 造口高度

造口高度记录为突出、平坦、回缩、脱垂等。乙状结肠造口高出皮肤 0.5 ~ 1.0 cm；回肠造口高出皮肤 1 ~ 2 cm；横结肠造口高出皮肤 1 ~ 2 cm。适宜的造口高度便于造口袋的粘贴，可预防排泄物对造口边缘皮肤的刺激。造口回缩，贴上造口袋后，其开口处与造口底板齐平，排泄物易渗漏到底板下，排泄物刺激皮肤，造成皮肤损伤。造口脱垂，黏膜外露过多，造口底板对黏膜的摩擦，易引起黏膜的糜烂和坏死。

4. 造口位置

造口位于右上腹、右下腹、左上腹、左下腹、中上腹、脐部、切口上等。

5. 造口类型

根据手术记录确认造口类型，乙状结肠单腔造口、回肠单腔造口、回肠袢式造口、横结肠袢式造口等。

6. 造口周围皮肤

造口黏膜与周围皮肤经缝合后，皮肤与黏膜紧密愈合。外露缝线术后 7 ~ 10 天拆除。周围皮肤应健康、完整，是正常皮肤。对毛发稠密的患者，粘贴造口袋前应将毛发剪除。

7. 造口功能

回肠造口术后 24 h 内恢复功能，术后早期会排出大量小肠液，排出液量可达 2 ~ 3 L。当排出液量大于 1 000 mL 时称为高排量造口，此时应监测患者水电平衡。术后 2 ~ 8 周小肠分泌物会下降到 500 ~ 800 mL/d，患者进食后可补充纤维素达到每天最大排出量不超过 1 L。结肠造口 2 ~ 3 天恢复，先排气后排便。早期时液体状，随着时间的推移，肠道吸收逐渐增加，排出量减少，大便性质变得更黏稠。远段结肠造口比近端结肠造口的排出量黏稠且量少。

五、造口术后常见护理问题

（一）粪水性皮肤炎

1. 相关因素

①造口位置不理想。②回肠造口平坦或回缩导致没有一个适当的乳头突起。③底板内圈裁剪不合

适。④底板粘贴后过早改变体位。⑤底板粘贴时间过长。⑥回肠流出液中蛋白酶的腐蚀作用。⑦结肠造口粪便中的高浓度细菌。

2. 临床表现

①造口周围粪水经常接触处皮肤发红。②表皮破溃、渗液明显。③疼痛。④造口袋渗漏。

3. 护理措施

（1）提倡造口术前定位，选择理想的造口位置，避免造口周围皮肤不平引起粪水的渗漏。

（2）理想的造口黏膜能高出皮肤，尤其回肠造口者。对造口回缩者可选择凸面底板，以抬高造口基地便于排泄物的收集，减少渗漏现象。

（3）底板内圈的大小应合适，一般直径大于造口 1 ~ 2 mm，内圈过大使造口周围的皮肤外露，外露皮肤易受粪水刺激。可常规使用防漏膏，尤其是回肠造口者，可弥补内圈过大的不足。

（4）对造口平坦后周围皮肤不平者，造口袋粘贴后应保持体位不变 10 ~ 15 min，并用自己的手轻轻地按压在底板处，使其在体温的作用下与皮肤粘贴地更牢，避免因体位的改变而使底板内圈与皮肤分离，粪水即刻渗漏至皮肤。

（5）造口底板使用时间不宜超过 7 天。

（二）过敏性皮肤炎

1. 相关因素

对肠造口用品内各类成分过敏，包括底板、造口袋、防漏膏、护肤粉、夹子、腰带、皮肤清洗剂等，其中造口底板过敏者最多见。

2. 临床表现

身体局部接触某种致敏物质后，表现为皮肤红斑及水疱，皮疹的部位仅限于过敏原接触部位。自觉症状包括局部皮肤瘙痒及烧灼感。

3. 护理措施

（1）询问过敏史，并明确过敏原。

（2）更换造口用品的品牌。

（3）局部可外涂类固醇药物，在粘贴底板前将皮肤清洗干净，然后涂类固醇软膏，保留 15 ~ 20 min，再用清水洗干净，擦干后贴袋。

（4）必要时口服抗组胺药物可缓解瘙痒症状。

（5）严重过敏者或治疗无效者应转诊皮肤科。

（三）毛囊炎

1. 相关因素

①毛发稠密。②更换底板时，粘贴部位的毛发被底板黏胶连根拔起。③毛发未能完全拔起，但毛发根部被松动，细菌易侵入。④夏季，底板粘贴时间过长。

2. 临床表现

毛囊损伤，受金黄色葡萄球菌感染所致，毛囊周围点状红斑脓疱。

3. 护理措施

（1）用剪刀剪除或电动刀剃除毛发。

（2）底板粘贴时间不宜过长，一般不超过 7 天。

（3）毛发不要用手拔除，也不宜使用一般剃刀或脱毛剂，因为一般剃刀可造成皮肤上的微小擦伤，易在擦伤的基础上并发感染，脱毛剂可引起变态反应。

（4）严重感染者需进行细菌培养和药物敏感性试验。

（四）造口处肿瘤

1. 相关因素

①大肠多源发癌。②肿瘤转移。③溃疡性结肠炎、家族性腺瘤性息肉病等引起的造口皮肤与黏膜交界处的肿瘤。

2. 临床表现

①造口旁逐渐肿大。②造口部疼痛。③出血。④溃疡。⑤严重者伴有造口狭窄。

3. 护理措施

（1）使用质地软的底板，建议使用一件式造口袋。

（2）造口处出血时，用纱布压迫止血，止血后涂洒护肤粉。

（3）减少底板的更换次数，以防损伤出血。

（4）建议使用带有碳片的造口袋，可减轻肿瘤坏死的臭味。

（5）治疗前行组织学检查。

（6）放射线照射可使肿瘤变少，减轻局部症状。

（7）肿瘤严重阻塞者，可行造口重建手术。

（五）造口周围静脉曲张

1. 相关因素

①肝病患者门静脉高压通过肠系膜静脉丛和腹壁静脉丛的各级高压静脉丛之间的相互作用形成，进行肠造口术后，并发造口旁门－体静脉分流，分流发生在肠系膜静脉与腹壁静脉之间，形成造口旁静脉曲张。②大便干结，摩擦刺激。③剧烈活动。常见肝硬化、结肠肿瘤肝转移者。

2. 临床表现

无痛性皮肤黏膜交界处反复出血，造口周围静脉的曲张和造口黏膜增大，皮肤呈紫蓝色，黏膜颜色暗红。

3. 护理措施

（1）出血时让患者平卧可减低门脉压力，减轻出血。

（2）用蘸有 0.1% 肾上腺素溶液的纱布按压出血点。

（3）保持大便通畅，减少摩擦刺激。

（4）更换或清洗造口袋时动作要轻柔，最大限度地减少创伤。

（5）避免使用硬质底板，底板内圈的直径应偏大，减少黏膜蠕动时的摩擦。

（6）避免剧烈活动，减少长时间的站立。

（7）内科保肝治疗。

（8）严重出血者可选择手术，如门体静脉分流术、造口移位术等。

（六）造口旁疝

1. 相关因素

①造口位于腹直肌外。②腹壁筋膜开口太大。③腹壁肌肉薄弱，如肥胖、老年、营养不良、多次手术等患者。④持续腹内压增高，如慢性咳嗽、经常抬举重物、尿路梗阻、便秘等。

2. 临床表现

①造口周围不适或胀痛。②造口旁有肿块。③肿块在站立时出现，平卧时肿块可消失或缩小。④用手按肿块并嘱患者咳嗽有膨胀性冲击感。⑤可扪及造口旁缺损。

3. 护理措施

（1）永久性造口患者应定时自查造口两侧腹部是否对称。

（2）使用造口腹带的注意事项：下床前佩戴使用；腹带先垫于腰部；造口袋从造口圈开口处拖出；腹带的松紧以不影响呼吸为佳；腹带过紧，患者感觉胸闷时，可平卧将腹带松动；佩戴腹带前尽可能使旁疝完全还纳；因腹部有压迫感，故进食及餐后 1 h 内可暂时去掉腹带，以减少患者的不适感。

（3）腹部松弛者术后应预防性使用造口腹带：加强腹肌锻炼嘱患者均匀地做收缩腹肌动作，随着呼吸，吸气时收紧腹肌，然后稍停顿，呼气时放松腹肌。每一个动作要慢，2 次 /d，每次 30 min。平时注意收腹。

（4）控制慢性咳嗽，当咳嗽时，要嘱患者用手按压造口处，减轻咳嗽时腹壁的震动。

（5）避免肥胖和过度消瘦。

（6）限制剧烈活动及抬举重物。

（7）解除尿路梗阻及保持大便通畅。

（8）发生造口旁疝后造口灌洗者应停止灌洗。

（9）凡有嵌顿、绞窄、梗阻、穿孔者，应手术治疗。

（七）造口狭窄

1. 相关因素

①手术时皮肤或腹壁内肌肉层开口太小。②造口术后黏膜缺血、坏死、回缩、皮肤黏膜分离后肉芽组织增生，瘢痕收缩。③局部肿瘤复发。④二期愈合后瘢痕组织收缩。

2. 临床表现

①肠腔或造口腔的缩窄或紧缩，狭窄可发生在皮肤或筋膜水平。浅度狭窄者外观皮肤因开口缩小而看不见黏膜；深度狭窄者外观看起来像正常。②指检时肠管周围组织紧缩，手指难于进入。③造口狭窄时排泄物排空不畅、粪便变细、严重者有部分肠梗阻症状。

3. 护理措施

（1）用充分润滑的手指仔细探查。

（2）小指能通过者可采用手指扩张法：戴手套后小指涂液状石蜡，轻轻插入造口内，插入深度为 2 ~ 3 cm，保留 5 ~ 10 min，每天 1 次。手指扩张时避免出血、疼痛。忌用锐器扩张。

（3）饮食上少食粗纤维食物，保持大便通畅。

（4）造口狭窄合并肠梗阻时，应禁食后急诊就医。

（5）对黏膜缺血、坏死、回缩、皮肤黏膜分离者术后应定时随访，可行预防性造口扩张，每次换造口袋时扩张一次。

（6）当小指无法通过时，可考虑手术治疗。

（八）造口回缩

1. 相关因素

①造口黏膜缺血性坏死后，坏死黏膜脱落肠管回缩。②肠管游离不充分，外翻肠管长度不够。③造口处缝线固定不牢或缝线过早脱落。④袢式造口支撑棒过早拔除。⑤术后体重猛增，造口周围脂肪组织过多。

2. 临床表现

造口开口平齐或低于造口周围皮肤水平，当粪便稀软时，尤其是回肠造口者，容易引起排泄物渗漏，导致造口周围皮肤损伤。

3. 护理措施

（1）回肠造口回缩者可选用凸面底板加腰带固定，以抬高造口基底部，使黏膜被动抬高。

（2）皮肤损伤者用皮肤保护膜、护肤粉、防漏膏，保护皮肤不受排泄物的刺激。

（3）结肠回缩者可选用灌洗的方法。

（4）过度肥胖者可减轻体重。

（5）必要时手指扩张预防造口狭窄的发生。

（九）造口水肿

1. 相关因素

①腹壁及皮肤开口过小。②腹带过紧。③腹壁没有按层次缝合。④支撑棒压力过大。⑤低蛋白血症。⑥造口袋底板内圈裁剪过小。

2. 临床表现

①组织静脉回流障碍，引起细胞组织间隙渗出。②造口肿大、淡粉红色、半透明、质地结实。③回肠造口水肿会出现肠液分泌过多。④结肠造口水肿会出现便秘。

3. 护理措施

（1）术后轻度水肿时注意卧床休息即可。

（2）严重水肿用 50% 硫酸镁溶液或 3% 氯化钠溶液湿敷，改用二件式造口袋，每天 3 次湿敷。

（3）术后早期造口袋底板的内圈要稍大。

（4）腹带使用时不宜过紧，造口不能完全扎在腹带内。

（5）更换造口袋时常规检查支撑棒的情况。

（6）密切观察黏膜的颜色，避免缺血坏死。

（十）造口皮肤黏膜分离

1. 相关因素

①造口黏膜的缺血坏死。②造口黏膜缝线脱落。③腹内压过高。④伤口感染。⑤营养不良。⑥糖尿病。⑦长期服用类固醇药物。

2. 临床表现

①造口黏膜与腹壁皮肤的缝合处的组织愈合不良，使皮肤与黏膜分离形成伤口。②根据分离的程度可分为部分分离和完全分离。③根据分离的深浅分为浅层分离和深层分离。④当完全深层分离时可出现腹膜炎症状。

3. 护理措施

（1）清洗伤口后，评估伤口。

（2）逐步去除黄色腐肉和坏死组织。

（3）部分、浅层分离，擦干创面后洒护肤粉，再涂防漏膏后贴造口袋。

（4）完全、深层分离，伤口用藻酸盐敷料充填伤口，再用防漏膏或水胶体敷料覆盖伤口，贴造口袋。

（5）完全分离合并造口回缩者，选用凸面底板加腹带固定。

（6）避免腹内压增高。

（7）饮食和药物控制血糖，并监测血糖的变化。

（8）造口底板一般每 2 天更换 1 次，渗液多者需每天更换 1 次。

（9）皮肤黏膜分离处愈合后，指导定期手指扩张，预防造口狭窄。

（十一）造口脱垂

1. 相关因素

①腹壁肌肉薄弱。②腹壁肌层开口过大。③腹部长期用力，造成腹内压过大。④结肠太松弛。

2. 临床表现

①肠管全层经造口处突出体外，突出长度不等。②单腔造口和袢式造口均可发生，以袢式造口多见。③突出的肠管黏膜可出现水肿、出血、溃疡、嵌顿等症状。

3. 护理措施

（1）选择一件式造口袋，口袋的大小以能容纳脱垂的肠管为准。

（2）底板内圈裁剪合适，其大小以突出肠管最大的直径为准。

（3）对结肠造口者，排泄物排空时可用腹带或束裤加以支持固定。

（4）教会患者自行回纳脱垂的肠管，嘱患者戴手套，平卧放松，用生理盐水纱布盖在造口黏膜部位，顺势缓慢将造口推回腹腔内。

（5）避免剧烈活动。

（6）脱垂的黏膜有糜烂、坏死或脱垂伴旁疝时，应选择手术治疗。

六、造口灌洗

造口灌洗，将定量的温水经造口注入结肠，通过结肠反射性收缩，将粪便和液体从造口排出的操作过程。造口灌洗的目的是使造口者在两次灌洗间隙期之间没有粪便和气体排出。造口术后，因为不能控制粪便排出，给患者的生活带来诸多不便，造口灌洗可以人为地控制粪便的排出，已被部分患者和医护人员接受。造口灌洗的优点：能人为控制排便；减少肠造口异味；减少造口用品的费用；灌洗后排气少；皮肤并发症少；自我感觉良好，心理问题少。造口灌洗的缺点：操作耗时，需要 45 ~ 60 min；需要在单独的盥洗室内进行。

（一）概述

1. 造口灌洗选择与要求

永久性乙状结肠单腔造口者最适合造口灌洗；其次是对造口用品过敏或造口位置不当，不适合用造口袋者；大便排空没有规律者；造口者需肠道准备者。要求本人有愿望进行灌洗、精神正常、生活能自理、有单独卫生间。

2. 不宜行造口灌洗

有以下情况不宜行造口灌洗：①有并发症的患者，如狭窄、旁疝、脱垂。②肠道炎性疾病。③暂时性造口和双腔造口者。④结肠中残余肿瘤者。⑤精神不健全者。⑥生活不能自理者。⑦结肠憩室者。

3. 造口灌洗专用设施及物品

①储水的容器，带有一个可控的阀门的轮子。②圆锥体灌洗头。③集粪袋。④腰带。⑤固定环。⑥夹子。

（二）操作步骤及护理措施

（1）将水袋、导管、灌洗头等安装好。

（2）关闭控制阀。

（3）用约38℃的温水500～1 200 mL，水的量根据个人各不相同，以患者可以控制为准。

（4）水袋用挂钩悬吊在与头水平的高度，不管患者是坐位还是立位。

（5）取下造口袋，腰带固定集粪袋，集粪袋末端放在马桶内。

（6）用手指涂液状石蜡后插入造口内，再将灌洗头涂液状石蜡排尽空气后放入造口内。一手打开控制阀，另一手将灌洗头固定在造口处。

（7）液体灌入的时间为5 min，水灌完后，灌洗头按压片刻，腹痛明显时将灌洗头拿走。

（8）5～10 min后粪便第1次排出，量多。再过10～15 min后第2次排出，至有气体排出。灌洗全过程约40～60 min。

（9）灌洗完后，用清水冲洗集粪袋，卸下腰带和集粪袋。粘贴造口袋。

（三）注意事项

（1）第1周灌洗每天要进行，灌洗后用造口袋。

（2）操作适应过程需3个月。

（3）有便秘习惯者，可每2天灌洗1次。

（4）灌洗效果不满意，24 h内不要重复进行。

（5）灌洗应定时进行。

（6）放入造口器具前，用手指插入造口，既可扩张造口，又可指示器具插入的方向。

（7）患者处于脱水状态，灌洗液会自结肠吸收，应增加灌洗液。

（8）有肠绞痛，肠痉挛时暂停灌洗，缓解后再灌。

（9）使用控制阀使液体灌入速度先慢后快。

（10）温度太热易烫伤，太冷有腹痛。

（11）一般用温水，禁用肥皂水，体弱者用生理盐水。

（12）进水量。右下腹饱胀不适；两次灌洗之间无粪便排出。长期灌洗者进水量800 mL/次，不超过1 200 mL。

（13）造口患者灌洗。袢式造口可先近端后远端；或先造口后原肛门。单腔造口可口服泻药。

七、康复与健康教育

（一）造口护理指导步骤

1. 术后1～2天

①观察和评估造口及周围皮肤。②排放排泄物或更换造口袋。③指导患者及家人观看换袋过程。

2. 术后 3 ~ 4 天

①指导患者及家人观看换袋过程。②鼓励患者观看和触摸造口。

3. 术后 5 ~ 8 天

①指导患者及家人参与换袋过程。②介绍防止造口袋渗漏的方法。

4. 术后 9 ~ 10 天

①评估患者及家人换袋技能，并给予纠正。②提供生活指导。③为患者选择造口用品提供专业意见。

（二）造口袋更换方法

撕除底板→清洁皮肤及造口→评估造口及皮肤→测量造口大小→裁剪底板→抹干皮肤→洒护肤粉→涂防漏膏→撕粘贴纸→贴底板→扣造口袋→夹夹子。

患者希望家人能参与造口护理。所以我们建议在患者学习造口知识并受训时，患者的家人应该观看并参加造口更换的操作。调查证明，出院后那些对造口护理技术掌握很好的患者，往往是那些得到家人无限支持者。而要给患者这样的支持，家人也必须掌握造口护理相关的知识。

（三）造口术后的生活指导

肠造口手术后患者将面临新的排便方式，大部分患者术后早期会不习惯，甚至产生困惑。他们需要更多的专业指导，以帮助他们尽快恢复正常人一样的生活。

1. 衣着

患者术后避免穿紧身衣，以免压迫造口黏膜，引起黏膜的损伤及排泄物的排出。腰带不宜扎在造口上，建议穿高腰、宽松的衣裤或背带裤。

2. 饮食

造口术后患者的胃肠道消化吸收功能是健全的，所以患者手术前可以吃的东西术后一样可以吃。如果患者伴有糖尿病、肾病、痛风、胃病、心血管疾病等需要特别注意限制饮食外，造口术后平时饮食只要略加注意就可以。在正常饮食的基础上应注意以下几点。

（1）注意饮食卫生：选择新鲜食品，忌油腻，防止发生腹泻时给造口护理带来不便。

（2）定量进食：防止暴饮暴食，粪便量与进食量有一定关系。

（3）少进易产气的食物：进食易产气的食品后，肠道产气过多，气体在造口袋内积聚会使造口袋膨胀而影响患者的外表形象，与他人一起时，造口排气的响声会使患者尴尬而产生自卑。易产气的食品有豆类、红薯、萝卜、卷心菜、韭菜、洋葱、土豆、黄瓜、巧克力、碳酸饮料、啤酒等。

（4）有些行为也能使肠道内气体增多：如嚼口香糖、吸烟、进食时说话等。

（5）少进易产生异味的食物：异味的产生通常来自脂肪痢或是肠道的细菌将某些特殊的食物发酵，产生酸性且令人不适的气味。产生异味的食物有洋葱、大蒜、蒜头、蒜薹、玉米、鱼类、蛋类、芦笋、卷心菜、花椰菜、香辛类的调味品等。如果患者使用的造口袋不具备防臭功能，应少吃产生异味的食物。酸奶、脱脂奶、含叶绿素高的绿叶蔬菜有助于控制粪臭。

（6）必要时控制粗纤维食物：粗纤维食物能促进肠蠕动，增加粪便量。对便秘者建议多食粗纤维食物能帮助粪便的形成，减轻排便困难。外出活动者少食粗纤维食物，可减少粪便排放或造口袋更换，造口狭窄者少食粗纤维食物，可避免造口梗阻。含粗纤维较多的食物有玉米、芹菜、红薯、梨、南瓜、卷心菜、莴笋、绿豆芽、叶类蔬菜、贝类海鲜等。进食粗纤维食物后多饮水可避免粪便硬结。

（7）在尝试某种新的食物时，一次进食不宜多，无反应时，下次可多吃。

（8）回肠造口者应每天饮水量不少于 2 000 mL，避免食难消化的食物，如种子类食物、芹菜、玉米、蘑菇等。避免服胶囊类药物。

3. 沐浴

患者术后忌洗盆浴，提倡洗淋浴。患者术后体力恢复、伤口愈合后即可沐浴。初次沐浴者应选择在更换造口袋之前。检查造口袋粘贴是否牢靠，排空造口袋内排泄物，在底板的上、左、右侧贴防水胶布。沐浴时禁用热水龙头直接冲在造口袋上，水温不宜过高，为了避免视觉刺激，沐浴时可在造口袋处扎一个小围兜。使用一件式造口袋者，沐浴后用软布擦干造口袋外的水；使用二件式造口袋者，沐浴后更换一个干净造口袋。乙状结肠造口者沐浴时可不戴造口袋直接沐浴，或佩戴造口浴帽。回肠造口者沐浴时一定要佩戴造口袋。

4. 锻炼和运动

造口术后不妨碍适当的锻炼和运动，早期建议从散步开始，逐渐增加活动量。避免屏气、举重、剧烈活动。活动时可佩戴造口腹带，预防造口旁疝的发生。

5. 工作

造口术后随着体力的恢复，患者已掌握自我护理的方法，患者可回复原来的工作。如果是肿瘤患者，放疗和化疗结束后再工作。工作中避免持续抬举重物，术后1年内避免重体力劳动。

6. 旅游

患者术后体力恢复后，可以外出旅游。初次旅游时应选择近距离的地方，以后逐步增加行程；选择使用方便的一件式造口袋；携带比平时较多数量的造口袋；造口用品应放在随身行李中；自备水一瓶可在意外时冲洗用；外出前将造口袋排空；每到一个地方应处理造口袋；造口灌洗者可继续灌洗；旅途中注意饮食卫生，防止腹泻。

7. 性生活

患者术后3～6个月，体力恢复后，可以享受正常性生活。患者术后由于排便习惯和形体的改变，部分患者常常视自己不正常，从而拒绝性生活，拒绝配偶的要求，造成家庭的不稳定，自身内分泌的失调，不利于身心康复。造口者性生活前应检查造口袋的密闭性，排空或更换造口袋。结肠灌洗者，应先行灌洗，再贴造口袋。可选择不透明、迷你、有颜色图案的造口袋。可用腹带约束造口袋，防止造口袋脱落，增加安全感。必要时可喷洒香水，减少异味。鼓励患者在性交过程中尝试各种不同姿势，选择最舒适、最合适他们的方式。对因手术引起的性功能障碍者应从速就医。

（四）造口用品的选择

选择合适的造口用品可减少造口袋的渗漏，延长造口袋的使用时间，降低费用，减少并发症的发生，增加舒适度，有利于康复。造口用品的选择不仅要依据患者的造口位置、造口形状大小、术后时间的长短、排泄物的性状、造口周围皮肤情况、生活自理能力状况、经济状况等综合因素，尚需注意以下几点。

（1）造口袋的外观、形状、大小必须满足患者的需要。

（2）造口袋应容易佩戴及更换。

（3）造口袋的材料应足够柔软，避免不愉快的噪声。

（4）价格合理，患者基本能承受。

（5）造口底板对皮肤友好，没有刺激性，其粘贴时间应至少保持24 h以上。

（6）根据患者并发症情况，选择特殊类型的造口袋和附件。

（7）常用造口用品的特性。

①闭口式造口袋：适用于乙状结肠造口后期患者，大便成形，量不多，每天更换1～2次即可。

②开口式造口袋：适用于所有造口，造口袋下端有个夹子闭合开口，可以随时打开排空，造口袋更换时间取决于排泄物的性状及数量。

③一件式造口袋：底板与袋子连为一体，底板与袋子需一起更换。一件式造口袋使用方便，比较经济。患者年老，视力和手灵活性欠佳，可选择一件式造口袋。缺点是贴在身上时间长后有异味，粪便排放和清洗麻烦。

④二件式造口袋：底板与造口袋单独包装，利用卡环连接在一起。底板使用时间的长短取决于排泄物的性状、底板溶解的程度。备2个造口袋可轮流更换使用，清洗后晾干备用。二件式的底板对皮肤保护功能全。缺点是价格比较高。

⑤透明造口袋：造口袋透明便于观察造口，适用于手术早期、视力差的患者。

⑥不透明造口袋：造口袋不透明可隐藏排泄物，减少视觉刺激，适用于恢复期、年轻患者。

⑦防漏膏：用来充填造口周围皮肤不平或皱褶，弥补底板造口袋剪得不合适，保护皮肤不受粪水的刺激，延长底板的使用时间，减少皮炎的发生。

⑧护肤粉：粉剂性的水胶体敷料，当造口周围皮肤有破损时，可吸收渗液形成凝胶，在凝胶上涂防漏膏便于底板的粘贴，保护皮肤，促进破损的皮肤愈合。使用护肤粉时不可过多，否则影响底板的黏性。

⑨碳片：用来吸收臭味及使造口袋内的气体能经其小孔排出袋外。有些造口袋本身已有碳片的装置；若造口袋没有碳片，可在袋外的左上或右上方刺 2 ~ 3 个小孔，然后贴上碳片。碳片的功能可维持 12 ~ 24 h。结肠造口在肠蠕动未恢复之前不可以用有碳片的造口袋，因气体排出后无法及时了解肠蠕动恢复情况。

（五）造口门诊

由于绝大多数造口者是门诊患者，所以由造口治疗师开设的造口门诊能为院外患者提供服务。造口治疗师是日前国际上已有的临床专科护士之一，工作独立性强，能提供常规医护工作未能提供或未能全面、系统、连续提供的专业护理。造口门诊的职责：确保从事造口护理的延续性；造口护理质量的记录、评估、存档；患者及家属的专业知识的咨询；各种造口并发症的处理；充分利用专业和经济资源；致力于专业发展；与基层礼区紧密协作；和产品制造商、经销商和相关组织保持联系；负责培训工作并确保培训的质量。

第二节　肠外瘘的护理

一、肠外瘘的概念

（一）定义

肠瘘是指胃肠道与其他空腔脏器、体腔或体腔外有异常的通道，肠内容物将循此进入其他脏器、体腔或体外，并将由此而引起感染、体液丧失、内部稳态失衡、器官功能受损、心脏营养不良等改变。肠瘘穿破腹壁与外界相通称为外瘘；与其他空腔脏器相通，或肠与肠相通，肠内容物不流出肠腔外称内瘘。本章节重点讲述肠外瘘及其护理。

（二）肠瘘的原因

产生肠瘘的原因很多，创伤、手术、感染、肿瘤、放射损伤等都是常见的原因。可概括分为创伤性和非创伤性两大类。创伤方面手术是最常见的创伤原因，火器伤、刺伤、刀刃伤等开放性伤或闭合伤如处理不当也可造成肠瘘，因放射损伤而形成肠瘘也有增多的趋势。在非创伤方面，急性或慢性炎症和特异性感染引起肠瘘最常见，各种疾病引起肠绞窄和急性穿孔也可产生肠瘘，肿瘤侵袭腹壁溃破成为肠瘘仅见于病程的晚期。

肠瘘发生的原因是多方面的，除了上述的局部因素外，尚与全身情况密切相关，如内稳态严重失衡、营养不良、免疫功能障碍及脓毒症等因素。

二、肠瘘的病理生理改变

肠瘘是腹部外科常见的一种严重并发症。肠瘘发生后，它的症状与对全身的影响将随肠瘘口的位置、大小及原有疾病而异。轻者仅有少量肠液样液体从瘘口流出，重者可引起一系列的全身性病理生理改变，主要有水、电解质丢失，导致内稳态失衡，循环血量不足；营养丢失与不能经胃肠补充，出现营养不良与由此而引起的器官功能、免疫机制及代谢紊乱；肠道细菌外移与外源性污染、组织腐蚀，带来严重的污染与感染，进而有全身性感染和多器官功能障碍。

三、肠瘘的类型与症状

（一）肠瘘的类型根据瘘口的形状、数量及肠液的流量分型

1. 内瘘与外瘘

肠瘘穿破腹壁与外界相通称为外瘘；与其他空腔脏器相通，或肠与肠相通，肠内容物不流出肠腔外称内瘘。内瘘与外瘘可同时存在。外瘘按其形态、数目、部位和流出的液量分为不同类型：

（1）管状瘘：肠壁瘘口与腹壁外口之间有一段不同长短、曲或直的瘘管，瘘管的直径或粗或细，一般均较窄，瘘管的附近可能存在脓腔。多发生于术后吻合口破裂或肠道炎性疾病。

（2）唇状瘘：肠黏膜外翻，与皮肤愈着而形成唇状。肠壁瘘口与腹壁外口之间无瘘管形成，肠液流出量较管状瘘多，且易有多个瘘同时存在。几乎所有的唇状瘘都需手术治疗，仅个别的唇状瘘经过适当的非手术治疗后，外翻的肠黏膜逐渐内缩，肠黏膜的边缘部分出现肉芽组织，而后对合愈着，上皮再覆盖而完全愈合。

（3）断端瘘：肠管全部或接近全部断裂，肠内容物全部从瘘口流出体外。这种肠瘘很少见，多是有医疗目的而人工造成。断端瘘必须手术治疗才能愈合。

2. 单个瘘与多发瘘

肠祥上的瘘口可以是单个，也可以是多个，腹壁上的外口也可以相应地是单个或多个。手术或外伤所引起的瘘，常是腹壁的外口数与肠壁的瘘口数相等，多为单个，亦可多个。多个瘘的病人可以同时存有管状瘘与唇状瘘。临床上单个瘘多见，有自行愈合的可能。多发瘘情况复杂，需要手术治疗，有时还需要分期手术治疗。

3. 高位瘘与低位瘘

依据瘘口所在肠段位置，分为高位瘘与低位瘘。习惯上以十二指肠、空肠交界处（十二指肠悬韧带）为分界线，在这以上的为高位瘘，在悬韧带以下的为低位瘘。在临床工作中，应按照肠液损失的量和性质以及对内稳态的影响来区分高位瘘和低位瘘。一般来说，高位瘘的病理生理变化较大，水、电解质与营养的丧失较重，处理上也较困难，死亡率高于低位瘘，但经过适当处理后，高位管状瘘的自愈率与愈合时间均较低位瘘为高为快。而低位瘘的感染较高位瘘明显。

4. 高流量瘘与低流量瘘

位置高、瘘口大，肠液的流出量越多，所引起的生理功能紊乱也越大，并发症越复杂。一般将空腹流出肠液量超过 500 mL/d 为高流量瘘，少于 500 mL/d 为低流量瘘。肠瘘流量的大小对维护内稳态的平衡、并发症的防治以及瘘口的处理方法等治疗护理计划的制定有重要作用。

（二）肠瘘的临床表现

肠外瘘的临床表现差异很大，轻者表现为腹壁有一难愈的细小的窦道，间歇性地有肠内容物或脓性物流出。重者则在腹壁上有多个瘘口，甚至有腹壁缺损及溃烂，反复感染，同时合并有严重营养不良、消化道出血、心肺肾等脏器功能障碍，死亡率极高。

1. 肠外瘘的腹部表现

（1）瘘口及漏出物：腹壁有 1 个或多个瘘口，有肠液、胆汁、气体或食物排出，是肠外瘘的主要临床表现。手术后肠外瘘可于术后 3 ~ 5 天出现症状，先是腹痛、腹胀及体温升高，接着出现局限性或弥漫性腹膜炎或腹内脓肿。于术后 7 天左右，脓肿向切口或引流口穿破，创口可见脓液、消化液和气体排出。瘘口多出现在感染或裂开的切口部位及引流管口位置。由于流出物对组织的消化和腐蚀，再加上感染的存在，可引起瘘口或窦道部位出血。从瘘口流出的液体的量和性质可大致判断肠瘘发生的部位。

（2）腹壁：瘘口周围皮肤受流出液的侵袭可出现潮红、糜烂和轻度肿胀，病人觉疼痛。部分病人可有感染、溃疡或出血。

（3）腹内感染：肠瘘发生的早期，可出现从肠损伤、腹内脓肿到外瘘形成的过程；肠瘘发展期，可出现肠襻间脓肿、膈下间隙脓肿、肝下脓肿或瘘管周围脓肿等。

2. 全身表现

由于肠瘘形成，病人表现焦虑、抑郁，甚至不能很好地配合治疗护理。大量肠液丢失，出现明显的水、电解质失衡及严重的酸碱代谢紊乱，可有低钾、低钠。由于低钠及人血白蛋白下降，出现水肿，严重者可表现明显的体重下降，皮下脂肪消失、骨骼肌萎缩。合并感染者，病人处于高分解代谢状态，有寒战、高热，伴有呼吸急促、脉率加速，严重者可表现为败血症或脓毒血症，血压下降，若病情不能控制，可导致 DIC、多器官功能障碍综合征或多器官衰竭。

四、肠外瘘的诊断

引流管内或伤口中溢出食物残渣或肠液，肠外瘘的诊断很容易成立。当瘘口很小，临床仅表现为切口或创口持久不愈，或愈后又破溃时诊断较难。要明确瘘的具体情况，可用以下方法协助诊断。

1. 亚甲蓝口服

口服亚甲蓝，观察腹部瘘口处有无亚甲蓝排出，可确定有无肠瘘，依其排出的时间及量以估计肠瘘的位置高低及瘘口大小。

2. 胃肠钡剂造影

用较稀钡剂做口服造影或钡剂灌肠，可了解瘘的部位、大小、形态，明确全胃肠道情况，如是否通畅，有无梗阻等。

3. 瘘管造影

以泛影葡胺口服消化道造影或直接经腹壁瘘口造影。目的是了解瘘是否发生、瘘的部位、数量、瘘口的大小、与皮肤的距离、瘘口是否伴有脓腔及引流情况，及瘘口之远近段肠管是否通畅。

五、肠外瘘的治疗

肠外瘘的治疗重点是设法使瘘闭合，恢复肠管的连续性，去除肠液外溢所致的病理生理改变。可分为局部治疗及全身治疗，非手术疗法与手术疗法。肠外瘘的治疗以保守治疗为主，充分引流促进自行愈合，外科手术是最后选择。

（一）全身治疗

1. 维持水、电解质及酸碱平衡

水、电解质的补充依瘘的高低、排出量的多少而定，除补充每日正常需要量外，还要补充前一天的瘘液、发热、出汗等额外丢失量。

2. 营养支持

病人感染得到控制，可行肠内营养，必要时按医嘱补充适量的脂肪乳、白蛋白、水、电解质、维生素及微量元素等。

3. 防治感染

防治腹腔内局部脓肿、全身感染及 TPN 和长期输液引起的感染。

4. 预防并发症

瘘口及系膜血管出血、应激性溃疡、肠炎及深部真菌感染等均应及时发现并予治疗。

（二）局部治疗

1. 引流

选用双腔负压引流，避免单腔负压引流时吸附周边的肠管、网膜等造成损伤。经持续吸引后，腹腔内不再有残腔，并在肠壁瘘口与腹壁瘘口间形成完整的瘘管。在无影响瘘口愈合的因素的条件下，肠瘘瘘口将随瘘管肉芽组织的生长而逐渐封闭愈合。

有效的负压吸收，不仅能防止瘘口周围皮肤的腐蚀、出血，避免了瘘口周围皮肤的糜烂，而且消除了病人因皮肤糜烂引起的疼痛，使病人得到良好的休息，利用瘘管的愈合。

2. 堵瘘治疗

条件是感染已被控制、瘘远端肠袢通畅、瘘口有生长趋势。

（1）外堵：是设法堵塞肠壁瘘口以外的部分，亦即堵塞管状瘘的瘘管部分，使肠液不外溢而沿肠管正常地流向远端肠袢。常用的外堵方法有：①黏合胶外堵。②纤维蛋白胶外堵。③管堵。④腔内支撑管闭瘘。⑤水压法。

（2）内堵：适用于唇状瘘，其目的是将瘘口堵住，不使肠液再流至肠外，恢复胃肠道的通畅。内堵的适应证：①肠黏膜与腹壁皮肤已愈合，瘘口周围组织较为牢固。②经瘘口造影证实瘘口所在肠袢较直，下端无梗阻。③瘘口附近组织中无感染或脓腔存在。④腹壁切口裂开，肠袢外露而形成的瘘，瘘口周围应有组织衬托。

3. 手术疗法

（1）适应证：①唇状瘘。②肠瘘管已上皮化、瘢痕化。③远端肠袢有梗阻。④瘘管部有残腔或脓肿。⑤瘘口周围异物残留。⑥肠管本身病变如肿瘤、结核、慢性炎性肠道疾病、放射性损伤等。⑦肠管已全部或大部分断裂。

（2）常用的手术方法：①肠壁瘘管切除及修补术。②肠段切除吻合术。③肠瘘旷置术。④空肠与十二指肠瘘 Roux-en-Y 术。

六、肠外瘘的护理

（一）局部护理

肠外瘘的局部护理重点是设法及时移去漏出的肠液或设法使肠液不漏出肠腔以外，并促进肠瘘的自行愈合。

1. 引流管的护理

（1）引流管的选择与安放：先了解瘘口的情况，适用合适的引流管。放置引流管前要检查引流管的质量、口径大小及软硬度，放置位置的合适。

（2）调整负压：在持续负压引流过程中，要根据肠液流出量、黏稠度进行负压的调整。负压过小，达不到吸引的目的，肠液会外漏；过大则容易造成瘘管周围组织被吸入内管，造成肠黏膜损伤、出血等情况。一般负压为 4 kPa 或更低，但肠液黏稠时可高达 6 kPa，流出量大时负压要大些。

（3）调节冲洗液速度：按医嘱行引流管冲洗，冲洗的目的是保持吸引管内湿润，防止分泌物经持续抽吸而干燥、干涸成痂，影响吸引效果。肠液黏稠时冲洗量要多一些；高位瘘时速度可快些，以稀释肠液，降低其腐蚀性；餐后冲洗速度亦应快些。一般每天冲洗量为 3 000 ~ 5 000 mL。

（4）记录肠液的流出量：正确记录冲洗液量及肠液量，包括引流管流出量及外溢部分流出量。瘘口外接造口袋可准确记录外溢部分的流出量。

（5）保持引流管通畅：经常巡视、检查，使管道保持清洁通畅，如双腔管内套管堵塞可更换内套管。

（6）换管：一般在术后 3 ~ 4 天，瘘管已形成的情况下进行第一次更换，以后根据肠流的流出量及黏稠度逐步更换管径较小的吸引管。

2. "堵"的护理堵瘘时应注意观察

（1）外堵是否成功，外堵物是否合适，是否有肠液外溢。

（2）注意瘘口有无不适或疼痛。观察瘘口周围组织有无红肿、感染的现象。

（3）有肠液外溢时除调整外堵的方法外，还应采用各种合适的方法保护瘘口周围的皮肤。

3. 瘘口周围皮肤的护理

皮肤保护是肠外瘘护理的一项难题。传统引流方法是直接采用腹腔引流管接引流袋，采用吸与堵虽已除去大部分溢出的肠液，但是在引流管口周围有较多肠瘘液渗出，所渗出的消化液对瘘口周围皮肤的腐蚀性很强，易导致局部皮肤红肿、糜烂及溃疡形成，病人疼痛明显。涂氧化锌等油剂保护引流管周围皮肤，但不能从根本上解决肠瘘液对皮肤的腐蚀。另外，由于肠瘘液不断渗湿伤口敷料，医护人员需要频繁地更换敷料，既不利于伤口愈合，加重了患者的经济负担，又增加了医护人员的工作量。因此，需采用有效、省时又符合成本效益的护理方法收集漏出液。

（1）瘘口周围皮肤护理的目的：①评估瘘管创面及周围皮肤情况，观察伤口愈合过程。②收集流出物，准确记录流出量，为治疗提供依据。③保护周围皮肤，控制臭味，减轻病人焦虑及提高舒适度。④保持引流通畅，清除伤口内的分泌物、细菌或坏死组织，避免细菌感染，促进新细胞的增生治愈创面。

（2）方法的选择：根据瘘管的流量、引流液性状，伤口大小、位置和瘘口周围创面情况选择适合的护理方法与护理产品。

（3）常用材料：负压吸引器（中心负压或电动负压装置）、思华龙引流管、尿管或一次性吸痰管、伤口引流袋或一件式、二件式造口袋及夹子、防漏膏、皮肤保护粉或创口保护膜、皮肤保护皮，如瘘口周围有伤口可根据创面情况选择伤口敷料，如水胶体敷料、藻酸盐敷料等。

（4）操作方法

①无须放置引流管的肠外瘘病人：如单一瘘口，可选用一件式或两件式透明开口造口袋收集漏出液；多个瘘口且位置邻近，如不需要分开记录各瘘口的流出量且相邻距离不超过 50 mm，可选择一件式透明开口造口袋收集漏出液；距离超过 50 mm，选择底盘足够大的一件式透明开口袋，如无足够大底盘的造口袋，可粘贴多个一件式造口袋进行收集；如需要分开记录各瘘口的流出液，则要选择多个一件式透明开口袋，并根据漏出液的性状、黏稠度选择大便造口袋或泌尿造口袋。

方法：生理盐水清洗瘘口及周围皮肤，方纱抹干，如周围皮肤有潮红或糜烂可涂皮肤保护粉，必要时喷皮肤保护膜或粘贴皮肤保护皮，对于瘘口周围皮肤糜烂直径 > 5 cm 或难于粘紧造口袋时，可重复涂粉和喷膜步骤 2 ~ 3 次，根据瘘口大小或多个瘘口的位置剪裁造口袋粘胶，中心孔径比瘘口大 1 mm，如瘘口周围皮肤凹陷，涂上防漏膏及填防漏条，撕开粘贴纸，粘贴造口袋，用手由内向外抚平接压粘胶使粘贴紧密。当瘘口漏出液减少或消失时，可用方纱覆盖，同定。

②有引流管且要接负压的瘘口：肠瘘时临床常采用引流管接负压进行抽吸，但引流管口周围仍不可避免地有肠瘘液外渗，不能从根本上解决肠瘘液对皮肤的腐蚀。因此，需合并应用造口袋收集流出液。

方法：NS 棉球清洗瘘口及周围皮肤，方纱抹干。如瘘口周围皮肤有潮红、糜烂，可涂薄薄一层皮肤保护粉，必要时喷创口保护膜或粘贴皮肤保护皮。按瘘口的大小和形状剪裁造口袋底盘，中央孔径比瘘口大 1 mm，并于造口袋顺应引流管的位置上粘贴一块约 2 cm × 2 cm 大小的皮肤保护皮或片状水胶体（避免穿出引流管时造口袋剪切口会增大而容易渗漏），然后在其上方剪 1 cm 长的开口，引流管前端放入瘘管内或创面上，末端经造口袋底板中央孔径与造口袋表面剪裁的开口用血管钳拉出。如瘘口周围皮肤凹陷，可在凹陷处涂上防漏膏或填塞防漏条，或使用凸面底板的造口袋，将粘贴纸揭开部分，剪开粘贴纸至孔中心，再剪开对侧粘贴纸，紧贴患者皮肤，边撕边粘贴造口袋，用手由内向外抚平按压底板，使底板与皮肤紧贴，然后用造口夹子或橡皮筋封闭造口袋开口。再用剪成 Y 型皮肤保护皮或水胶体将引流管出口的缝隙粘贴并固定引流管，以防液体渗漏及引流管脱落，引流管末端接上负压持续吸引。粘贴造口袋后嘱病人平卧 10 min 以增加造口底盘贴着力。如有多条引流管位置邻近而无须分开计量时，剪裁造口袋粘胶及造口袋上方穿出口时应注意将多条引流管的位置准确测量；如需分开计量时，按上述方法粘贴多个造口袋进行收集。

③瘘口合并周围切口感染或切口裂开的处理：NS 棉球清洗创面，清除伤口坏死死组织，方纱抹干。根据伤口不同情况选择不同的伤口愈合敷料。创面坏死组织及渗出液多时可选用美盐敷料；创面肉芽生长，渗液量中 – 大量时填塞藻酸盐或水分纤维敷料；渗液出少 – 中量时填充水胶体糊剂；再于伤口敷料上覆盖一层凡士林油纱，选择合适的引流管经肠外瘘口放入，并用凡士林油纱将引流管口缠绕，避免或减少排出物污染创面。按瘘口或周围伤口的大小和形状剪裁造口袋底盘，再按以上的方法进行引流管处理及造口袋粘贴。

（5）瘘管周围皮肤保护的注意事项

①引流管的选择：根据瘘管的大小、流出物的性状选择直径粗细不一的引流管，最好是双腔引流管如思华龙引流管，或选择尿管或将一次性吸痰管剪多个侧孔。

②造口袋的选择：根据瘘口周围创面的大小选用底盘规格各异的造口袋或伤口引流袋，最好为有黏性、底板裁剪平面足够大、柔软有弹性、有护肤胶、容量大、防臭、透明的一件式或二件式造口袋，根据漏出液的性质选择大便或泌尿造口袋，如漏出液水样无渣，可选择泌尿造口袋，漏出液时多时可接床边袋；漏出液黏稠或有渣，则要选择大便造口袋以方便排放。如瘘口合并周围切口感染或切口裂开，使用两件式造口袋，方便每天清洗伤口，避免经常更换造口袋，既减少病人痛苦，又减轻病人的经济负担；如管状瘘或伤口渗出液少，可选择一件式造口袋，3 ~ 5 天更换 1 次。

③更换时间：造口袋底盘出现渗漏时及时更换；如无渗漏，但瘘口周围切口感染而应用一件式造口袋者，需 1 ~ 2 天更换 1 次，无切口感染者 3 ~ 5 天更换 1 次。

④肠外瘘病人应尽早行皮肤保护，因为一旦瘘口周围皮肤糜烂直径大于 5 cm，造口袋底盘就无法

与皮肤紧粘，影响使用效果。对周同皮肤严重糜烂难以粘紧造口袋的病人，采用重复涂粉和喷膜步骤2～3次，可使造口袋牢同黏合。

⑤要预留足够的时间来进行操作，操作前需设计好处理方案，准备好所有物品。

（6）应用造口袋或负压引流合并造口袋对肠外瘘皮肤保护的优点

①有效地保护皮肤，提高病人舒适度：肠外瘘病人皮肤受流出液的浸渍而致糜烂甚至溃疡的痛苦。皮肤保护粉是水胶体类敷料，可促进皮炎、糜烂和溃疡的愈合，减轻病人的疼痛；而3M创口保护膜采用多分子聚合物，喷洒后迅速形成一层透明薄膜，如同第二层皮肤，具有防水功能，防止流出物对皮肤的浸渍，并因不含酒精及其他刺激物质，对糜烂皮肤无刺激，病人不感觉疼痛。瘘口放置引流管接负压吸引装置，可吸出大部分肠液，而少部分从瘘口旁流出的肠液可通过造口袋收集，减少或避免肠液对瘘口周围皮肤的侵袭。造口袋底盘是水胶体皮肤保护剂，利于皮肤的保护和粘贴牢固。在瘘口周围皮肤凹陷处涂上防漏膏或防漏条可防止肠液渗漏，延长造口袋的使用时间。

②预防感染，治愈伤口：根据伤口的不同情况和不同的愈合阶段选择不同的伤口敷料，可有效地吸收伤口渗出，利于坏死组织的自溶清创，加速肉芽组织的生长，促进伤口的愈合。

③收集流出物，准确计量，为治疗提供依据：肠瘘液的多少和颜色是衡量病情的一个重要指标。传统的引流方法由引流管周围漏出的肠液不易收集，不能正确计算丢失量。由于高流量肠外瘘丧失大量的肠液而导致水电解质失衡，临床以估计敷料浸湿量来计算补充量。应用持续负压吸引和造口袋可正确观察渗出液的颜色，准确地记录流出量，为治疗方案提供可靠的依据。

④减轻病人焦虑情绪，提高病人的自尊：肠外瘘病人由于流出液不断渗出，衣服、床单常被浸湿污染，常有恶臭难闻的气味，病人心理负担大，同时也影响了同病房病人。造口袋具有防臭功能，且处于密闭状态，漏出液的气味不易溢出，从而增强病人的自尊和恢复病人的自信心。同时应用造口袋进行收集流出液，病人可以带管、带袋下床活动，提高病人的生活质量。

⑤减少护理工作量，减少经济负担，医疗费用减轻。肠外瘘病人由于肠液不断渗出而需要频繁更换敷料与衣服、床单。应用引流管外粘贴造口袋方法使明显减少换药次数，大大降低护理工作量和病人的医疗费用。

（二）健康教育与心理护理

心理护理的最终目的是调动病人自身潜在的积极因素，激发其以坚强的意志去战胜疾病。而医护人员的良好言行和神态是能够调动病人的潜在积极因素，使其精神处于最佳状态，促使疾病早日康复。肠外瘘发生，均较一般疾病的治疗过程长，耗费大，而且患者感觉疼痛，体表皮肤完整性受损，患者承受着疾病疼痛、自卑和经济压力的多重痛苦而出现精神紧张、恐惧、悲观失望、失去信心，有些不愿继续治疗。因此，护士在肠外瘘漏出物收集和皮肤保护、情感支持中扮演极其重要的角色，病人需要被理解和尊重。护士要了解患者的心理状况，关心、体贴患者，详细说明治疗的必要性，介绍治疗成功的病例，并将病情的严重程度逐渐向家属渗透，使家属渐渐接受现实，配合护士一起做好患者的思想工作，帮助患者适应角色，客观地面对现实，以最佳的心理状态接受治疗，配合护理。

（三）控制感染及维持内稳态平衡

肠瘘初期常有较严重的腹腔感染和水、电解质及酸碱平衡失调，甚至有低血容量性或中毒性休克，而感染已是肠瘘患者死亡的主要原因。护士对患者严密监测意识、生命体征，记录24 h出入量，精确估计体液丢失量，监测水电解质、肾功能和血气变化。遵医嘱使用抗生素和抗休克治疗，及时纠正水、电解质及酸碱平衡失衡，维护重要脏器功能。

（四）营养支持的护理

肠瘘患者由于消化液中丢失大量蛋白质，合并感染，使机体处于高分解状态，建立良好的营养通道甚为重要。肠外营养的应用使胃肠道处于休息状态，同时，从胃肠外给予高糖、高氮、高脂肪等营养物质，可抑制胃肠道液的分泌，直接降低肠瘘的肠液外漏，有利于控制瘘，更利于瘘管的形成。要监测水、电解质、血糖代谢状况，预防代谢并发症，并注意有无腹泻、腹胀、肠痉挛、恶心呕吐等胃肠道反应。

（五）护理记录

记录病人手术日期，出现瘘管的时间、瘘管的位置、类型、漏出液的性质、颜色、量及气味，周围皮肤情况，瘘口周围伤口的大小、深度、基底组织情况、目前采用的处理方法及应用的效果。

肠外瘘患者的护理要点为根据患者的个体情况制定护理计划，采取不同的护理措施，给予心理支持，调整患者心态，做好瘘口护理，保持持续有效的引流，保护瘘口周围皮肤，防止感染，适时实施TPN/EN及护理，重视全身营养状况的改善，维护机体内环境稳定，保持机体代谢均衡，防止并发症的发生。

第三节　肛肠病手术的护理

一、术前护理

从患者入院到手术前的这段时间称为手术前期，手术前期的护理工作是以提高患者手术的耐受力，减少术后并发症为目的。护理内容包括患者身心两个方面的准备。

（一）术前心理护理

手术前的心理状态与手术的适应能力有密切关系，因手术带来的心理问题对手术预后有直接影响，对手术估计不足能使患者不能很好地适应。因此，应充分做好术前的心理准备，减少患者的焦虑和紧张。

（1）入院时热情接待患者和家属，认真做好入院介绍。

（2）术前应关心患者，多与患者沟通，鼓励患者表达自己的想法及期望了解的信息，耐心听取患者的意见，尽量满足其合理要求。

（3）向患者介绍术前处理的程序和意义。介绍手术方法，阐明手术的重要性和必要性，对手术的安全性做适当的解释，并对手术前的一些特殊要求详细交代清楚，取得患者合作。

（4）向患者介绍麻醉方式、麻醉后的反应及注意事项，告之伤口疼痛是必然的、暂时的。介绍可能留置的引流管、氧气管、导尿管的目的和意义。

（5）介绍手术医生的水平和经验，在患者面前建立手术医生的威信，增加患者的安全感和战胜疾病的信心。教会患者如何正确回答医生的提问，如何配合手术。

（6）组织术后患者交流，从同类患者中获取有益信息。

（二）术前一般护理

（1）术前应详细了解病史，做好护理体检，定时监测生命体征。

（2）术前常规检查二便常规、血常规、电解质、肝肾功能、胸部X线摄片、心电图，较大手术及年老体弱者应做血型测定和交叉配血试验及肺功能检查。

（3）术前应了解患者有无药物过敏史，并做好药物过敏试验。

（4）术前应了解有无咳嗽、发热、腹泻、月经来潮等情况，如有上述情况发生，应及时与医生联系。有吸烟习惯的患者入院后应劝其停止吸烟。

（5）指导练习各种手术卧位及练习卧床排尿。指导患者学会正确的深呼吸、咳嗽、咳痰、翻身及肢体运动的方法并训练。

（6）对病情较重的，如严重感染、剧烈疼痛、大出血、贫血等患者应适当限制活动，减少体力消耗。

（7）促进休息和睡眠。保持安静、整洁的环境，解除心理压力，使患者舒适，必要时遵医嘱给予镇静剂。

（8）备好术中所需药品及物品，按医嘱给予手术前用药。术日晨测量体温、脉搏、呼吸、血压，进手术室前排空膀胱，护理人员携带病历夹，护送患者进手术室。

（三）术前皮肤护理

（1）术前患者应常规洗澡、洗头、更衣，修剪指甲及去除皮肤污垢。

（2）术前1天应剃去手术区切口周围15～20 cm范围内毛发，然后用肥皂水冲洗干净，腹部手术区用75%乙醇擦拭，盖上无菌敷料。肛门周围手术前应用温水或1/5 000高锰酸钾水坐浴，局部有严重感染者，如巨型尖锐湿疣、脓腔瘘管，除坐浴外，还应局部使用甲硝唑、过氧化氢溶液冲洗，然后用聚维酮碘消毒（近年来，有资料认为可以不剔除毛发，仅在手术区域将过长毛发剪除，并于术前晚用75%乙醇擦拭术区皮肤即可）。

（四）术前肠道准备

1. 术前抗菌药物的使用

以前多采用口服不吸收性抗生素如庆大霉素、甲硝唑、链霉素等，Wren等认为，术前口服非吸收性抗生素会导致难辨芽孢杆菌的感染率增加，可能是该类抗生素影响了肠道正常菌群环境，故不推荐。合理的抗生素给药方法是术前0.5～2 h，单次静脉给予长效广谱抗生素，以保证手术时切口渗出的血液和组织液中有较高的浓度，从而达到最佳效果。

2. 肠道清洁方法很多，根据医嘱选择一种或几种合用。

（1）灌肠法

①清洁灌肠法：使用灌肠筒及一次性肛管，通过反复灌入液体，促进粪便排出，达到清洁肠道的目的。常用溶液为0.11%～0.12%肥皂水、生理盐水或清水。

②磷酸钠盐灌肠剂：该灌肠剂集药液和灌肠器为一体，其活性成分磷酸钠盐在肠道内形成高渗环境，吸收肠管水分，刺激肠管蠕动亢进，同时通过渗透作用使大便软化后排出，从而得到较为理想的灌肠效果。

③肠道水疗机的使用：肠道水疗法是通过仪器控制一定的压力、温度，经过过滤、消毒的温水注入肠道，并通过水疗师的腹部按摩，帮助患者清除结直肠内积存的粪便和气体，作用于整个结肠达到增强肠蠕动，恢复结肠功能。

（2）口服全肠道清洁法

① 20%甘露醇：甘露醇是一种低聚糖，口服后不易吸收，其高渗液增加肠腔内水分，软化粪便，增大肠内容物体积，刺激肠壁，促进肠蠕动从而达到清洁肠道的作用。在术前1天晚上6时口服20%甘露醇250 mL加生理盐水800 mL，再服温开水500～1 000 mL。

② 50%硫酸镁：术前1天口服50%硫酸镁50 mL加5%葡萄糖氯化钠注射液500 mL。期间鼓励患者多饮水。

③磷酸钠盐口服液：于手术前1天下午口服，再饮水1 000 mL。

④一般电解质液：1973年Hecilit提出用电解质全胃肠道灌洗液行手术前肠道准备，现仍广泛用于临床。心肾功能不全，有肠梗阻迹象者不宜采用此法。

⑤复方聚乙二醇电解质散：其规格为A、B、C各1包。A包含氯化钾0.74 g、磷酸氢钠1.68 g，B包含氯化钠1.46 g、磷酸钠5.68 g，C包含聚乙二醇4 000 60 g。各取1包加温开水配成2 000 mL溶液，首次口服1 000 mL，以后每15 min口服250 mL，直至服完。

⑥中药口服给药法：①番泻叶15 g加热水1 000 mL泡服。②蓖麻油。③中药煎剂：大黄制剂、芒硝制剂等。

（五）术前饮食护理

（1）术前应保持胃肠道空虚，以减少麻醉时引起呕吐和术后肠胀气。如手术为局部麻醉或低位骶管麻醉，术前则无须禁食。蛛网膜下腔阻滞麻醉和骶管麻醉，手术当日应禁食。肛门手术当日晨起进少渣软食，七分饱为宜，暂忌豆制品、奶制品、含糖类食品、蔬菜和水果，以免术后肠胀气，增加不适。

（2）结直肠较大手术者，术前3天进无渣半流质，术前1～2天改全流质饮食，术前12 h禁食，6～8 h禁饮。

（六）术前造口定位

如行造口手术，需在术前进行造口定位，一般由造口治疗师、手术医师、患者共同完成。

（1）定位目的：便于自我护理，便于造口用品使用，预防并发症发生，尊重患者生活习惯。

（2）标准造口位置的特点：患者能看见并且手能触及造口；造口周围皮肤平整，远离瘢痕、皱褶、皮肤凹陷、骨隆起处；造口位于腹直肌处；不影响患者的生活习惯。

（3）定位方法：预计造口位置，做好定位位置的标记。

二、术后护理

由于手术创伤的刺激，人体会产生一系列的应激反应，这种变化将持续到手术结束后的一段时间。在术后必须给予适当的护理，以尽可能减轻患者的痛苦和不适，预防并发症的发生，使患者顺利康复。

（一）准备床位

患者由手术室返回病房前，护士应根据麻醉和手术的要求备好舒适的床位，术后由护士护送至床旁，并向责任护士交代手术经过及应注意的问题。

（二）休息

1. 卧位

全身麻醉未清醒患者应去枕平卧，头偏向一侧。蛛网膜下腔阻滞麻醉、硬膜外麻醉患者低枕平卧6 h。肛门病术后平卧约2 h，后改为自动体位。血压平稳后，可采取半卧位，使膈肌下降有利呼吸，也有利于腹腔积液流向盆腔，减少毒素吸收并使感染局限。

2. 休息及活动时间

一般肛门手术后平卧2 h，即可下床做日常生活护理。

结直肠手术患者，应鼓励患者早期下床活动。下床活动时应有护士或家属陪同，特别是临厕时，由于体位改变，应注意防止患者昏厥而摔伤；不能下床的患者应鼓励或协助其翻身，每2～3 h一次。同时，鼓励患者深呼吸和有效咳嗽，必要时叩击背部，以利痰液排出。

结扎痔核残端脱落期，应适当卧床休息，避免剧烈运动，以防止出血。

术后早期适当的活动可促进机体功能恢复，防止肺部感染，促进血液循环，防止血栓形成，防止腹胀便秘，防止尿潴留的发生，但应注意患者的耐受力，凡血压不稳定、有严重感染、出血及衰竭患者则不宜过早下床活动。

（三）观察病情

1. 生命体征观察

术后应定时监测体温、血压、呼吸、脉搏。大手术后每15～30 min监测1次，普通手术每4 h监测1次，直至平稳。术后体温通常略有升高，约至38℃，是由于组织破坏，分解产物吸收，局部渗液及血肿吸收后出现的反应，称为吸收热和手术热，一般2～3天后可恢复，无须处理。

2. 全身和局部情况观察

术后应注意观察患者面色、表情，观察伤口有无出血、渗血、渗液，敷料有无脱落，伤口渗血、渗液较多者应及时更换敷料，肛门术后常需塔形敷料加压包扎24 h，防止水肿与出血。如渗血过多，湿透敷料，或患者出现腹胀、口渴、面色苍白、出虚汗、脉细数等情况，提示可能有内出血发生，应立即通知医生，并做好手术止血准备。

（四）饮食护理

一般肛门部手术后无须禁食，24 h内可进少渣软食（如稀饭、面条、馒头、蒸蛋）。吃七分饱，暂忌奶制品、豆制品、含糖较多食品、蔬菜、水果。24 h后恢复正常饮食。适当增加营养丰富及含粗纤维较多的食物，并应注意粗纤维最好切细，同时与含油脂的食物合用（如芹菜、豆芽、竹笋、白菜、韭菜、鱼沥、肉汤等），但应忌辛辣刺激食品。痔疮手术后暂忌用当归炖鸡。术后小便排出顺畅前，应适当限制饮水及补液量，以防止尿潴留的发生，椎管内麻醉术后6 h禁食、禁水。结直肠手术肠蠕动恢复后可进全流质，后逐步进半流质，术后2周或根据情况改为普食。施行人工肛门术者可较早进流质和普食。

（五）排便护理

一般肛门部手术后24 h内应控制排便，以防肛门局部水肿，以后保持每日1次大便。为保持术后大便通畅，术后 24 h 可给予润肠通便药物口服。对有排便困难，便意明显而不能排出者，可用开塞露塞肛，帮助排便。对便次频繁，质稀量少，坠胀明显者，应给予清热凉血、润肠通便的中药灌肠。对指诊有干硬大便嵌塞中间，周围有稀便流出者，应先行指挖干硬大便，再给予灌肠，可明显减轻坠胀。

（六）各种导管护理

1. 导尿管的护理

密切观察尿量及尿色，若每小时小于 50 mL，应通知医师。每次放尿液不超过 1 000 mL，如尿量 1 000 mL，夹闭尿管，待 1 h 后再引流出膀胱中的残余尿。训练患者定时排尿，定时开放导尿管。在病情允许的情况下鼓励患者多饮水，有利于细菌和毒素的排出。每日 2 次用碘附或洗必泰液棉球擦拭尿道口，同时应尽早拔出导尿管，肛管直肠癌导尿管地拔出应在手术 1 周之后。

2. 引流管的护理

下床活动前将引流管固定好，防止脱落。术后应保持引流管通畅，并注意引流液的颜色、性状和数量。如发生吻合口漏，则可引出黄绿色食粪质的黏稠液体，味腥，日渐量多，易堵塞引流管腔，导致引流不畅而发生盆腔脓肿，应每日冲洗引流管 1 次。方法是：先用 0.9% 生理盐水 20 mL，再用 20% 甲硝唑注射液冲洗，注意不可用力过猛。引流管一般术后 2 周拔除。

（七）肠造口的护理

（1）评估患者全身情况、手术名称、造口部位，观察记录造口黏膜颜色，造口形状及大小，造口袋有无渗漏，造口周围皮肤情况，造口底板渗漏溶解的部位与方向，造口术后第 1 次排气排便时间，排泄物的色、质、量及气味。正常肠造口黏膜颜色为红色或粉红色，类似正常人嘴唇的颜色，表面光滑湿润。

（2）观察并询问患者有无腹胀、腹痛，发现异常及时处理，预防并发造口出血、坏死、感染、回缩、水肿、狭窄、皮肤黏膜分离、脱垂、粪水性皮炎等并发症的发生。

（3）根据造口情况及患者的经济条件随时调整合适的造口护理用品。

（4）严格执行更换造口袋的操作程序。

①用物准备：造口用品（造口袋、造口测量尺、造口剪刀、造口粉、防漏膏、皮肤保护膜）、一次性手套、旧报纸或垃圾袋、纸巾或棉签、干纱布、温盐水或温开水等。

②做好心理辅导：消除患者及家属对造口的恐惧心理，鼓励他们认真观看，参与造口护理全过程。

③撕去旧造口袋：撕旧造口袋时要一手按压皮肤，一手轻揭造口袋，自上而下慢慢将底板撕除，如撕除困难则可用湿纱布浸润底板再撕造口袋。

④观察造口黏膜、周围皮肤、排泄物、造口底板渗漏部位与方向等情况。

⑤清洗造口及周围皮肤：将棉签或纸巾湿润后由外向内轻轻擦洗造口，动作要轻，造口清洗后，也用同样的方法清洗造口周围的皮肤，然后用纸巾或干纱布吸干皮肤上的水分。

⑥处理皮肤及造口上的异常情况。

⑦粘贴造口袋：造口底板裁剪大小应以造口的大小和形状为标准，再加上 0.2 cm 左右，裁剪大小合适后用手指将底板的造口圈磨光，以防裁剪不整齐的边缘损伤了造口黏膜。粘贴上造口袋后先轻轻按压造口边上的底板，减少渗漏机会，根据患者的体位决定造口袋的开口方向。

⑧整理用物并详细记录。

（八）热坐浴

坐浴是肛门术后最常用的一种简单方便、疗效较好的治疗方法。坐浴能降低痛觉神经末梢的兴奋性，改善血液循环，减轻局部水肿，缓解疼痛，清洁伤口，软化瘢痕，促进伤口愈合。一般肛门术后第 1 次排便结束，即可开始坐浴。常用坐浴液有淡盐温开水、1/5 000 高锰酸钾溶液、中药苦参汤药液。苦参汤具有清热除湿、杀虫止痒、软化瘢痕之功效。

坐浴方法是：先将盆具消毒，然后将坐浴盆盛满 1/2 药液放入坐浴架上，将整个会阴部浸泡在药液中，时间为 15 ~ 20 min。水温应保持在 40 ~ 50℃，也可用先熏后坐的方法。在坐浴的过程中，应及时添加热药液以保持水温，并注意观察患者有无心悸乏力、出虚汗、眩晕等情况，如有异常应立即停止坐浴。

（九）肛门术后换药

目的是观察伤口变化，保持引流通畅，控制局部感染，促进伤口愈合。肛门及其周围手术常留有开放性伤口，由于部位特殊，又有大便通过常有感染。因此，每次便后均需及时换药。换药方法如下。

1. 做好换药前准备

换药时要求室内空气清洁，光线充足，温度适宜，并每日行紫外线消毒一次。换药前换药者应先洗手，戴好口罩、帽子，穿工作服。换药前必须向患者做好解释，取得患者合作，对换药时有可能引起剧烈疼痛的伤口，可先用0.5%的丁卡因做表面麻醉后再换药。换药时应使患者姿势舒适，伤口暴露充分，臀部及伤口下方应垫橡胶单及一次性治疗巾。换药前应常规清洗坐浴。

2. 换药操作

先用手揭去外层敷料，再用一把无菌镊取下内层敷料。用无菌镊夹聚维酮碘棉球消毒创面周围皮肤，再用生理盐水棉球沾吸创面（不可涂搽），对瘘管术后伤口较深的创面，应先用3%过氧化氢溶液接冲洗针头，再用甲硝唑注射液或生理盐水冲洗干净，然后用洗必泰液消毒创面及肛缘。

一般痔病手术后可于肛内用油膏注射器注入消炎生肌、止痛止血的痔疮膏，再用清热消炎、生肌化瘀的复方紫草油纱夹具有消炎、止痛、消肿的黄连消炎膏上药。肛瘘的引流切口可用紫草油纱条或百伤愈纱条轻放入伤口中，不可填塞过紧，以便引流。表浅的肛瘘伤口可使用藻酸盐敷料吸收渗液，促进肉芽生长。挂线切割的胶线，每次换药时应适当收紧1次，以利瘘管切割，对疼痛明显忍耐性较差者，可用吲哚美辛栓（消炎痛栓）塞肛（心动过速者忌用）。大便排出较困难者，可用复方角菜酸酯乳膏（太宁栓）或美辛唑酮红古豆醇酯栓（痔疮宁栓），有利于排便。

拆线：切口止血缝线，可于术后第1次排便后换药时拆除。痔核结扎线于术后7～14天随痔核坏死组织一起自行脱落，不必拆除。一般无菌手术切口缝线7～10天拆除。整形手术张力过大时，可于术后7天开始间断拆线，11天左右拆完，小儿手术后拆线时间可提前。

对肉芽生长过度的创面，可用无菌手术剪将其剪平，用棉球压迫止血后再上云南白药或止血粉。对肉芽水肿者可用5%～10%氯化钠溶液湿敷。生长较缓慢的伤口，可用生肌散上药，对后期生长较缓慢伤口还可用皮粘散上药。

3. 换药注意事项

换药时应先换无菌伤口，后换污染或感染伤口。传染性伤口应由专人换药。

换药时应严格遵守无菌操作原则，每次换药后需洗手，后再换另一人，并应更换无菌治疗巾，防止交叉感染。

对特殊伤口用过的敷料及废弃物应做焚烧处理。用过的器械应单独浸泡消毒，再清洁后严密消毒。

参考文献

［1］彭蔚，王利群. 急危重症护理学［M］. 武汉：华中科技大学出版社，2017.

［2］绳宇. 护理学基础［M］. 北京：中国协和医科大学出版社，2015.

［3］张洪君. 临床护理与管理信息化实践指南［M］. 北京：北京大学医学出版社，2016.

［4］杨树源，张建宁. 神经外科学［M］. 第2版. 北京：人民卫生出版社，2015.

［5］周良辅. 现代神经外科学［M］. 第2版. 上海：复旦大学出版社，2015.

［6］李海燕. 妇产科护理学实训指导及习题集［M］. 长沙：中南大学出版社，2016.

［7］李冬华，宁惠娟，张继丹. 护理学基础实用指导［M］. 北京：原子能出版社，2016.

［8］杨霞，孙丽. 呼吸系统疾病护理与管理［M］. 武汉：华中科技大学出版社，2016.

［9］肖洪玲. 儿科护理学［M］. 郑州：郑州大学出版社，2015.

［10］刘德芬. 妇产科护理学［M］. 济南：山东科学技术出版社，2015.

［11］庞冬，朱宁宁. 外科护理学［M］. 北京：北京大学医学出版社，2015.

［12］彭南海，黄迎春. 肠外与肠内营养护理学［M］. 南京：东南大学出版社，2016.

［13］马常兰，许红. 妇产科护理学实训指导［M］. 武汉：华中科技大学出版社，2016.

［14］魏革，刘苏君，王方. 手术室护理学［M］. 北京：人民军医出版社，2014.

［15］郭丽. 基础护理学［M］. 济南：山东科学技术出版社，2015.

［16］李琦. 伤口护理［M］. 上海：上海科学技术出版社，2014.

［17］何永生，黄光富，章翔. 新编神经外科学［M］. 北京：人民卫生出版社，2014.

［18］刘瑾，宋锐. 康复护理［M］. 北京：人民卫生出版社，2014.

［19］陈洪进. 外科护理学［M］. 济南：山东科学技术出版社，2015.

［20］刘允建. 内科护理学［M］. 济南：山东科学技术出版社，2015.

［21］陈锦秀. 康复护理［M］. 北京：人民卫生出版社，2014.

［22］刘秋梅. 急救护理［M］. 武汉：湖北科学技术出版社，2013.

［23］宁宁，廖灯彬，刘春娟. 临床伤口护理［M］. 北京：科学出版社，2013.

［24］郑彩娥，李秀云. 实用康复护理学［M］. 北京：人民卫生出版社，2012.

［25］邱建华. 耳鼻咽喉头颈外科临床护理学［M］. 西安：第四军医大学出版社，2014.

［26］孙玉凤. 儿科护理学［M］. 郑州：郑州大学出版社，2014.

［27］柏树令，应大君. 系统解剖学［M］. 北京：人民卫生出版社，2013.

［28］郎黎薇. 神经外科临床护理实践［M］. 上海：复旦大学出版社，2013.

［29］石兰萍. 临床内科护理基础与实践［M］. 北京：军事医学科学出版社，2013.

［30］卢善翔，李俊辉，欧阳莎，等. 重症病毒性肺炎合并急性呼吸窘迫综合征的预后危险因素分析［J］. 中国呼吸与危重监护杂志，2014（06）：560-564.

［31］须维秋. 精细化护理管理模式在手术室中的应用［J］. 护理实践与研究，2017，14（3）：89-91.

［32］曲巍，于波. 急性心肌梗死合并室间隔穿孔49例临床分析［J］. 内科急危重症杂志，2014（05）：325-326.